# CONTRIBUTION A L'ETUDE

## DU

# LICHEN PLANUS

PAR

## Fernand LAVERGNE

Docteur en médecine de la Faculté de Paris,
Ancien interne en médecine et en chirurgie des hôpitaux de Paris.

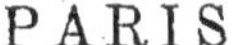

## PARIS

A. DELAHAYE et E. LECROSNIER, LIBRAIRES-ÉDITEURS

2, PLACE DE L'ÉCOLE-DE-MÉDECINE

—

1883

# CONTRIBUTION A L'ÉTUDE

## DU

# LICHEN PLANUS

# CONTRIBUTION A L'ETUDE

## DU

# LICHEN PLANUS

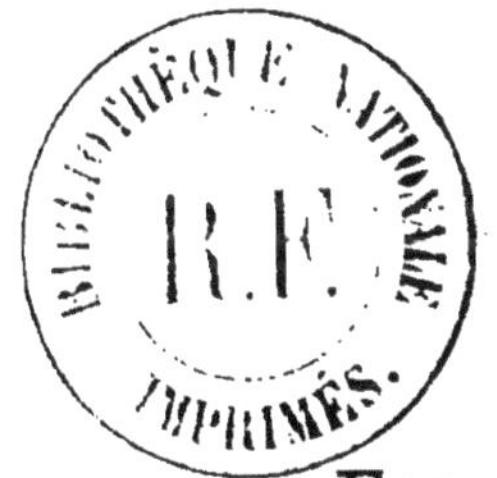

PAR

## Fernand LAVERGNE

Docteur en médecine de la Faculté de Paris,
Ancien interne en médecine et en chirurgie des hôpitaux de Paris.

## PARIS

A. DELAHAYE et E. LECROSNIER, LIBRAIRES-ÉDITEURS

2, PLACE DE L'ÉCOLE-DE-MÉDECINE

—

1883

# CONTRIBUTION A L'ÉTUDE

## DU

# LICHEN PLANUS

## INTRODUCTION.

Pendant le cours de notre internat à l'hôpital Saint-Louis, dans le service de notre excellent maître, M. le professeur Fournier, nous avons pu observer plusieurs cas de *Lichen planus*.

L'étude de cette affection est de date encore récente, et les travaux publiés en France sont peu nombreux ; aussi, avons-nous cru pouvoir choisir cette maladie comme sujet de notre thèse inaugurale.

Dans ce travail, nous nous sommes surtout placés au point de vue clinique. Signaler quelques particularités qui avaient passé inaperçues, selon nous, dans l'évolution de la maladie; appeler spécialement l'attention sur certaines formes de la dermatose, qui avaient été simplement mentionnées ; montrer toute l'importance d'un diagnostic sûr, et la fréquence des erreurs commises ; discuter la question d'identité entre le lichen planus et certaines affections de la peau décrites à l'étranger sous un autre nom : tel a été notre but ; nous serions heureux de l'avoir atteint.

Nous tenons à remercier ici notre excellent maître et président de thèse, M. le professeur Fournier, des nombreux conseils qu'il nous a donnés, et de la bienveillance qu'il nous a témoignée pendant le cours de notre dernière année d'internat. MM. Besnier, Lailler, Vidal, médecins de l'hôpital Saint-Louis, ont bien voulu nous aider de leur grande expérience en dermatologie, et nous communiquer d'intéressantes observations. Qu'ils reçoivent l'expression de notre profonde gratitude. Nous remercions aussi notre excellent collègue et ami, M. le Dr Brocq, et tous ceux qui nous ont aidé dans la rédaction de ce modeste travail.

# CHAPITRE PREMIER.

## HISTORIQUE.

Sous le nom de « lichen pilaris par altération fonctionnelle » Bazin (1) parle d'une affection formée de
« papules petites, déprimées à leur partie centrale,
d'une couleur jaunâtre ou brunâtre, ordinairement
disposées en plaques plus ou moins étendues. Ces plaques ressemblent à une croûte de pain légèrement
brûlée et râpée superficiellement. » Il est incontestable
qu'il s'agit là du *lichen planus*.

Toutefois, c'est Er. Wilson (2) qui, le premier, a décrit la maladie, et l'a dénommée lichen planus, « eu
égard à l'un de ses caractères les plus remarquables,
à savoir l'aplatissement et la douceur, semblable au
verre, du sommet de ses papules ». Avant lui, Hebra (3), avait créé sous le nom de « lichen ruber » une
véritable entité morbide. Mais, ainsi que nous le verrons, il y a entre le lichen ruber et le lichen planus de
si grandes différences, qu'on ne peut voir, sans un certain étonnement, l'illustre médecin anglais décliner
en faveur d'Hebra la priorité de la description.

Après Hebra, Kaposi étudia deux formes de lichen


(1) Dictionnaire encyclopéd. des sc. méd., p. 525, art. Lichen.
(2) Maladies de la peau. Londres, 1867.
(3) Maladies de la peau. Trad. Doyon. Paris, 1869.

ruber; l'une (1), « lichen ruber plan », semblable au lichen de Wilson ; l'autre, « lichen ruber acuminé » semblable au lichen ruber d'Hébra.

En 1876, T. Colcott Fox (2), publia une intéressante observation de lichen planus, simulant une syphilide papuleuse. Trois ans plus tard (3), il concluait à l'origine nerveuse de l'affection. Pour lui, elle est due à une « hyperhémie chronique avec paralysie des nerfs ».

En 1878, M. le D<sup>r</sup> Vidal (4), dans une leçon clinique faite à l'hôpital Saint-Louis, s'élève contre la médication arsenicale, et donne une grande supériorité au traitement externe sur le traitement interne, dans la thérapeutique de l'affection.

Deux ans après (5), comparant ensemble le lichen planus et le lichen ruber, le savant médecin de l'hôpital Saint-Louis, considère les deux maladies, comme deux modalités d'une même affection.

En 1880 (6), Köbuer, publie plusieurs cas de guérison rapide du lichen ruber, par les injections souscutanées d'arsenic. — A la même époque, en France, Heguy (7), fait du lichen plan l'objet de sa thèse inaugurale, et semble conclure à l'identité absolue du lichen ruber et du lichen plan.

(1) Maladies de la peau. Trad. Besnier-Doyon, 1881.
(2) The Lancet, 1876.
(2) British medic. Journ., 13 août 1879.
(4) Gazette des hôpitaux, 29 août 1878.
(5) Tribune médicale, 1880, 25 juillet.
(6) Klinik. Berlin, 1880.
(7) Heguy. Th. de doctorat, 1880.

Depuis lors, Bulkley (1), Crocker (2), ont attiré l'attention sur les cas de lichen plan développé au niveau des muqueuses.

En 1882, notre excellent maître, M. le professeur Fournier, dans une leçon clinique, professée à l'hôpital Saint-Louis, a tout particulièrement insisté sur le diagnostic différentiel si important du lichen planus avec la syphilis et a signalé les erreurs si fréquemment commises (3).

Enfin, plus récemment, MM. Vidal et Leloir (4), Lemoine (5), Chambard (6), ont spécialement étudié l'anatomie pathologique de la variété « cornée », et publié d'intéressantes observations.

(1) Observation de Lichen développée sur le pénis. Arch. of derm. 1881.

(2) On affections of the mucous membranes, etc. Monatsch. prak. derm., n. 6, 1882.

(3) Semaine médicale, 1er juin 1882.

(4) Société de biologie, 12 mai 1883.

(5) Annales de dermatologie, 25 juillet 1883.

(6) Annales de dermatologie, 25 septembre 1883.

# CHAPITRE II.

## ÉTIOLOGIE.

Le lichen plan est une maladie relativement peu
fréquente. A l'hôpital Saint-Louis, on n'en observe
guère plus de 8 à 10 cas par année. D'après M. le docteur Besnier qui a bien voulu nous fixer à ce sujet dans
une communication orale récente, l'affection serait
plus commune parmi les gens riches que parmi les
gens pauvres, dans la clientèle de ville que dans la
clientèle hospitalière.

*Age.* — Dans les observations que nous avons rassemblées, le plus jeune des malades avait 15 ans; le
plus âgé 59 ans, mais c'est surtout de 25 à 50 ans, que
les individus ont été atteints. On peut donc dire que
l'affection sévit surtout sur les adultes. Cependant,
Tilbury Fox et Kaposi ont observé deux cas chez des
enfants atteints de 8 à 9 mois; ce qui prouve que cette
règle n'a rien d'absolu.

*Sexe.* — Sur 26 cas, nous avons trouvé 16 hommes
et 8 femmes. Deux fois, le sexe n'est pas indiqué. En
somme, on peut dire, que sur 3 cas de lichen, il y a,
en général, 2 hommes pour 1 femme.

*Profession.* — Paraît sans influence spéciale sur le
développement de la maladie.

*Saisons.* — Dans nos observations, 14 fois seulement l'époque du début a été mentionnée. 8 fois l'é-

ruption a apparu du mois de février au mois de mai,
6 fois, elle s'est montrée du mois de mai au mois de
février.

La maladie semble donc survenir de préférence
au printemps, et ce fait coïncide parfaitement avec
l'observation quotidienne de l'hôpital Saint-Louis.
C'est, en effet, presque exclusivement à cette époque,
qu'on observe le lichen plan.

*Contagion. Hérédité.* — L'affection n'est ni hérédi-
taire, ni contagieuse. Dans la plupart des cas, les
parents eux-mêmes n'ont jamais eu de maladies de la
peau.

*Scrofule.* — Six de nos malades avaient eu, soit dans
leur enfance, soit plus tard, diverses manifestations
strumeuses (gourmes, maux d'yeux, maux d'oreilles).
La proportion numérique est trop faible, croyons-
nous, pour qu'on puisse établir un rapport de cause à
effet entre les deux affections.

La même réflexion s'impose en ce qui concerne l'alcoolisme et la *syphilis*. Nous devrons, du reste, reve-
nir sur ce dernier point, à propos du diagnostic différentiel.

*Arthritisme.* — C'est de toutes les causes du lichen
plan, celle qui est la plus certaine et la plus fréquente.
M. le Dr Vidal a souvent appelé notre attention sur
ce fait, absolument confirmé, du reste, par nos propres observations. Sur 28 cas, nous trouvons, en effet,
l'arthritisme signalé 12 fois, c'est-à-dire, presque
une fois sur deux. Les malades sont, en général, très
sujets aux maux de tête, aux migraines, ou bien, ils
sont rhumatisants. Certains sont d'ordinaire très con-

stipés; d'autres ont des hémorrhoïdes, et dans un cas de Wilson (observation I) le début de l'éruption coïncida avec leur disparition. A côté de cette cause dont l'influence n'est pas douteuse, il en est une autre très importante aussi, et liée à l'existence de

*Troubles du système nerveux.* — Le lichen plan étant plus fréquent chez l'homme que chez la femme, il semble, au premier abord, qu'il ne doive point en être ainsi. Cependant, les malades affectés de lichen plan sont d'ordinaire des gens très nerveux, très impressionnables. Ils se mettent facilement en colère. S'il s'agit d'une femme, elle vous raconte, « qu'elle rit ou pleure pour le moindre rien ». Parfois même, le nervosisme est poussé à un tel degré qu'il se traduit par des manifestations hystériformes diverses (sensations de clou, de boule, etc...) ou par de véritables attaques d'hystérie (observation V).

Tilbury Fox (1), le premier, a beaucoup insisté sur ce point, qu'il a repris ensuite dans une « note sur l'origine nerveuse du lichen plan » (2). L'auteur cite un cas où l'éruption a été précédée d'agitation, d'anxiété, de dépression nerveuse, et de troubles du système sympathique. Pour lui, l'éruption consiste en une hyperhémie chronique avec paralysie des nerfs.

*Troubles généraux.* — La maladie survient chez des gens en parfaite santé, et les troubles généraux font défaut.

(1) Tilbury Fox. Maladies de la peau, 1873. 8ᵉ édition.
(2) T. Colcots Fox. British med. Journal, 23 août 1879, p. 292.

En résumé, tout ce qu'on peut dire, c'est que, le lichen plan est une affection de l'âge adulte, s'observant de préférence dans le sexe masculin, et survenant, en général, chez des sujets arthritiques ou nerveux. Jusqu'à présent, on n'avait pas, croyons-nous, suffisamment démontré l'influence de ces deux dernières causes sur le développement de la maladie.

# CHAPITRE II.

## SYMPTOMATOLOGIE.

Nous décrirons successivement :
1° Le lichen plan chronique ;
2° Le lichen plan corné ;
3° Le lichen plan aigu.

Ce sont là, évidemment, trois modalités cliniques d'une même affection. Dans chacune d'elles, nous retrouverons les éléments spéciaux, pathognomoniques de la maladie. Mais, suivant la variété, ils se présenteront avec certains caractères particuliers ; ils s'accompagneront de troubles fonctionnels plus ou moins marqués ; ils évolueront avec une rapidité variable. Voilà pourquoi nous avons cru pouvoir établir en tête de notre symptomatologie, des divisions qui, nous l'espérons, seront justifiées par les développements qui vont suivre. Du reste, disons-le dès maintenant, les dénominations d'*aigu* et de *chronique*, ne s'appliquent qu'au *début* même de la maladie. Plus tard, la marche est toujours lente.

### 1° Lichen plan chronique.

#### DÉBUT.

*Siège du début.* — La maladie peut, au début, affecter toutes les régions du corps, sauf la face. Mais le

cas le plus fréquent et de beaucoup, c'est qu'elle
commence par la *jambe*, d'un seul côté ou des deux.
C'est surtout au niveau de la face antéro-externe de
ce segment de membre qu'on voit s'effectuer la première manifestation de la maladie. Y a-t-il à cela une
raison ? Oui. Le motif, c'est que la jambe est très souvent le siège de *varices*. Heguy, dans sa thèse (1), cite
trois cas pris dans les services de MM. Besnier, Fournier, Vidal, où les premières papules de lichen se sont
montrées sur le trajet d'une veine variqueuse, qui
constituait alors le « locus minoris resistentiœ » et
par suite, devenait une cause d'appel pour l'éruption.
La même remarque ressort très nettement de plusieurs observations que nous avons réunies. — Après
la jambe c'est la *cuisse* ; l'*avant-bras* (face antérieure);
le *bras* (face interne) qui sont le plus souvent envahis
au début par l'éruption. Mais, répétons-le, tout point
du corps peut être primitivement affecté, et Duncau-
Bulkley rapporte un cas de lichen planus ayant apparu d'abord sur le gland (2). Du reste, quel que soit
le siège, il est une autre cause occasionnelle de la maladie, et celle-ci réside dans les *lésions de grattage*.
Nous reviendrons sur ce point, à propos de la description même de l'éruption, à la période d'état.

*Mode de début.* — Il consiste en une papule avec
des caractères particuliers que nous indiquerons tout
à l'heure. Mais ne parlons actuellement que du début
apprécié par le malade. Ce dont il s'est aperçu tout
d'abord, c'est tantôt d'un « bouton » rougeâtre, de

(1) Thèse de Paris, 1880.
(2) Archiv of derm., 1881, t. VII, p. 135.

dimensions variables, plus ou moins prurigneux, surtout le soir, au moment du coucher ; tantôt d'une petite plaque de même couleur, un peu squameuse. Le
prurit est en général le symptôme prédominant, c'est
lui qui fait découvrir au malade l'éruption qu'il porte.
Par cela même, il est bien difficile, le plus souvent,
de savoir si la démangeaison a précédé, accompagné
ou suivi l'apparition de la première papule. Cependant,
dans un cas publié dans la thèse d'Heguy (observation
VII), le prurit a précédé très nettement le début de
l'affection.

Une fois constituée, parvenue à la *période d'état*, la
maladie a une physionomie spéciale. Elle est formée
essentiellement de deux choses : de *papules*, de *plaques*, que nous allons étudier successivement.

DES PAPULES.

*Forme*. — Parfois très irrégulière et ne correspon-
dant à aucune figure géométrique bien définie, la papule est, dans la plupart des cas, de forme *polygonale*.

*Couleur*. — Sa couleur est rouge ; non d'un rouge
foncé, mais, au contraire, d'un rouge tirant sur le
jaune. Rarement elle est d'un rouge livide, voire même
ecchymotique, mais le fait est exceptionnel, et ne s'observe guère qu'aux membres inférieurs. Peut-être
cette coloration anormale est-elle en rapport avec une
certaine gêne dans la circulation en retour ?

La surface de la papule est *brillante*. C'est là un caractère essentiel et quasi pathognomonique de l'affection, mais il est plus ou moins marqué et souvent il

n'apparaît bien qu'en regardant les papules sous une certaine incidence de lumière. En même temps, on voit que la papule n'a pour ainsi dire pas de sommet, qu'elle forme un petit plateau lisse, reluisant, une petite facette. (Observation IV.)

*Dimensions.* — Varient de la grosseur d'une tête d'épingle à celle d'un grain de chenevis. Il en est même de tellement petites qu'il est besoin pour les voir d'un instrument grossissant.

*Consistance et sensation au toucher.* — En passant le doigt sur les papules, on les trouve dures, sèches, un peu saillantes, et formant à la surface des téguments un léger relief. Il en résulte que, bien que chaque papule, prise isolément, soit absolument lisse, lorsqu'elles sont en grand nombre et juxtaposées, la sensation éprouvée par la main qui glisse sur elles est absolument comparable à celle que donne le contact de la *peau de chagrin.*

*Ombilication et follicule central.* — Ces deux caractères, décrits par plusieurs auteurs et en particulier par M. le D\u0072 Vidal (1), s'observent assez rarement, et il est très souvent besoin, pour les constater, du secours de la loupe. On voit alors une petite dépression, au centre de laquelle se trouve le follicule pileux, marquer le milieu de la papule. Le poil persiste quelquefois, mais, en général, il a disparu (lichen *par altération fonctionnelle,* de Bazin). Cette disposition remarquable est surtout apparente au niveau des *plaques.*

---

(1) Clinique de l'hôpital Saint-Louis. Gaz. des hôp., 29 août 1878.

*Etat des parties voisines.* — La peau qui entoure les
papules et qui est située dans les intervalles de plusieurs
éléments voisins, est ordinairement saine. La base
de la papule repose sur un derme généralement normal. Une fois seulement (observation II), on a pu noter un commencement d'épaississement, un peu de
sécheresse. Les bords de la papule sont en rapport
avec les sillons, les plis de la peau et, d'après MM. les
D^rs Besnier et Doyon (1), c'est précisément à ce voisinage que les papules doivent leur forme polygonale,
laquelle est initiale et non consécutive à leur pression
réciproque

*Desquamation.* — Les papules isolées ne desquament pas. L'épiderme qui les recouvre, ainsi que l'a
montré Wilson, est en continuité directe avec celui
des parties voisines. Par le grattage, on n'arrive pas
à détacher de squame. Plus tard, quand plusieurs
papules se sont réunies, il n'en est plus ainsi.

*Prurit.* — C'est un symptôme constant, mais son
intensité est des plus variables : tantôt peu marqué, il
est le plus souvent assez violent, et, dans certains cas,
il atteint un tel degré qu'il produit l'insomnie (lichen
pruriginosus, de Wilson). On peut voir alors quelques
petites papules excoriées. La chaleur du lit, l'exercice,
les attouchements légers, exaspèrent les démangeaisons. Parfois, au contraire (observation IV), une
pression un peu forte les calme.

Le prurit détermine des *lésions de grattage*, et celles-
ci, à leur tour, deviennent une cause d'appel de l'érup-

______
(1) Kaposi, traduction Besnier. Doyon, note, p. 530.

tion. On voit alors les petits éléments rangés en séries linéaires parallèles. Chez l'une de nos malades (observation V), cette disposition était très visible au niveau de la face interne des bras. — Chez une autre (observation XV), nous avons essayé à l'aide d'excoriations linéaires superficielles, pratiquées avec la pointe d'une épingle, de faire naître des papules. Au bout de quinze jours, rien ne s'était encore produit, Toutefois, malgré le résultat négatif de notre expérience, nous croyons qu'il y a lieu de se demander si le *traumatisme* ne pourrait pas expliquer jusqu'à un certain point certaines localisations de la maladie : à la ceinture, aux fesses, aux avant-bras, etc.

*Evolution ultérieure.* — Une fois nées, que vont devenir les papules ? Elles grandissent, atteignent 2, 3, 4 millimètres ou un peu plus, sans jamais couvrir un large espace. A partir de ce moment, tous les auteurs sont d'accord sur un point, à savoir : qu'elles ne subissent jamais d'accroissement périphérique et qu'elles ne se transforment jamais ni en vésicules, ni en pustules. Hébra (1), le premier, a nettement formulé cette règle.

Mais elles se multiplient. De nouvelles papules apparaissent, qui occupent les intervalles de peau saine. Leur nombre varie. Tantôt peu nombreuses (L. *discretus* de Wilson), tantôt, au contraire, très abondantes, elles peuvent presque se généraliser (L. *diffusus* de Wilson). En se multipliant ainsi, elles finissent par se toucher et se confondre. De leur juxtaposition ré-

(1) Hebra. Traité des maladies de la peau ; trad. Doyon, 1869, p. 463.

sulte la formation de véritables anneaux (Lichen *annulatus*), de cercles, de demi-cercles, de figures diverses... Mais, ce qu'elles constituent surtout par leur agglomération, ce sont de véritables *plaques* que nous devons maintenant étudier.

### DES PLAQUES.

Ces plaques sont de *forme* très irrégulière, généralement arrondie, parfois quadrangulaire. En un mot, à ce point de vue, il n'y a rien de fixe. Il ne saurait en être autrement, vu leur mode de formation.

Leur *couleur*, un peu plus foncée que celle des papules, est ordinairement rosée.

De *dimensions* variables, elles peuvent, en se fusionnant et par un mécanisme analogue à celui qui a présidé à la formation des plaques primitives, arriver à constituer de larges placards qui recouvriront tout un segment de membre, la face antérieure de l'avant-bras, par exemple. (Observation XII.)

Leur *surface* est rugueuse. Pour avoir l'explication de ce fait, il suffit de regarder attentivement cette surface, à l'œil nu, ou mieux avec une loupe. On voit alors les papules primitivement isolées, étroitement unies, formant la plaque par leur réunion. Quoique juxtaposées, elles ont conservé en partie leur individualité. On aperçoit leurs bords circonscrits par des plis, des sillons, et ceux-ci, s'entrecroisant en divers sens, constituent, à la surface de la plaque, un véritable quadrilliage. Outre cela, on voit encore, sur cette même surface, de petits points blancs qui, ainsi que l'a montré M. le D$^r$ Vidal, dans une leçon clinique faite à l'hôpital Saint-Louis (1), sont des follicules pileux, dont le poil a disparu, et remplis par des agglomérations épidermiques. Evidemment, ces phénomènes ne sont pas visibles sur toutes les plaques, mais il en est où la constatation est aisée.

Si on prend entre les doigts une portion du tégument qui supporte les plaques, on voit qu'il est *épaissi* et comme infiltré, à des degrés différents, suivant les cas, cela est vrai, mais d'une façon constante. C'est là un nouveau symptôme. Il n'existait point au niveau des papules isolées; mais, plusieurs papules s'étant réunies, nous assistons à un degré plus avancé dans le processus de la maladie : l'épaississement du derme.

Les mêmes réflexions s'appliquent à la *desquamation*. Nous avons vu qu'elle faisait défaut sur les éléments isolés. Ici, au contraire, elle est très fréquente, sinon constante. Les squames sont minces, fines, blanchâtres, pityriasiformes, semblables « à un papier grisâtre collé sur la peau et s'exfoliant progressivement » (observation X). Peu adhérentes en général, elles recouvrent un derme qui ne saigne pas.

Le *prurit* existe, sans présenter ici une acuité exagérée.

Les papules isolées se retrouvent sur les bords de la plaque. Certaines sont encore tout à fait libres; d'autres sont, en partie, confondues avec les bords des placards. Il en résulte que la périphérie de ceux-ci n'a rien de régulier, et est, au contraire, le plus souvent sinueuse, parfois même circinée (observation VII). L'existence de ces éléments isolés autour des placards,

(1) Tribune médicale, 25 juillet 1880.

leur juxtaposition visible à leur surface, sont deux preuves irréfutables de la formation des plaques par confluence des papules.

*Siège de l'éruption en général.* — Papules et plaques ne se rencontrent pas partout avec la même fréquence. Il est certains sièges de prédilection de la maladie. De ce nombre : la face antérieure des avant-bras et des poignets, la face externe des jambes, le pourtour du bassin. L'éruption semble pouvoir atteindre toutes les régions du corps. Jusqu'à présent, cependant, on n'a pas cité d'exemple de lichen plan siégeant à la face. Dans une de nos observations (IV) il est question « d'une rougeur diffuse du front et des joues », mais on ne parle pas de véritables papules.

Nous devons une mention spéciale aux lichens qui siègent soit sur le *cuir chevelu*, soit sur les *muqueuses*.

De lichens plans du *cuir chevelu*, nous ne connaissons que deux cas : l'un, cité dans la thèse d'Heguy (observation VI), a été recueilli dans le service de M. le D<sup>r</sup> Vidal ; l'autre nous a été communiqué par notre ami, M. le D<sup>r</sup> Brocq. Dans l'observation, il est dit « que le cuir chevelu renfermait de petites plaques rouges, triangulaires ou blanchâtres, sur lesquelles on voyait très nettement les orifices des follicules pileux (1). »

Dans les observations que nous avons rassemblées, nulle part on ne signale de lésions des muqueuses. Cependant, Wilson, Neumann (2), Crocker (3), Bur-

(1) Voir au musée de l'hôpital Saint-Louis la pièce n° 688.
(2) Neumann. Anzeiger d. Ges. d. Aerste. Wien, n° 26, 1881.
(3) On affections of the mucous membranes in Lichen. Monat. f. prakt. derm., n° 6, 1882.

kley (1), ont cité des exemples de lichen plan de la muqueuse buccale, linguale, de la gorge. Cette dernière localisation a été signalée par Wilson, qui se demande si le lichen plan ne pourrait pas se développer dans l'œsophage et devenir une des causes du marasme décrit par Hebra (?). Dans tous ces cas, la lésion se présente sous forme de cercles, de plaques, de traînées de couleur blanche, lisses ou très peu saillantes. Il n'y a généralement pas de troubles fonctionnels. Crocker cite un cas d'Hutchinson, où l'affection était douloureuse. Parfois les muqueuses sont prises avant la peau, et ce fait peut acquérir une certaine importance, au point de vue du diagnostic. Le traitement interne n'a aucune action.

Après avoir ainsi examiné l'éruption en elle-même, voyons maintenant quels symptômes de voisinage elle détermine, quel retentissement elle a sur l'organisme.

Les *ganglions lymphatiques* sont parfois atteints et, dans ce cas, les ganglions affectés sont ceux qui constituent l'aboutissant des lymphatiques de la région malade. Ils le sont, du reste, à des degrés différents, suivant les sujets. Dans l'observation VII de la thèse d'Heguy, l'engorgement était assez marqué pour que le malade appelât lui-même l'attention sur ce fait. Nos deux observations V et X sont également démonstratives à ce sujet. Chez l'un des malades, les ganglions inguinaux étaient pris; chez l'autre, il existait une véritable adénite inguino-crurale.

La *sécrétion sudorale* serait, d'après certains auteurs, très diminuée. Pour notre part, nous avons souvent

_______

(1) Loc. cit.

constaté la sécheresse de la peau. Dans un cas, au contraire (observation VII), le malade était sujet à des transpirations abondantes. Il ne nous est point permis de le passer sous silence.

*Troubles digestifs.* — On constate assez fréquemment, chez les gens atteints de lichen plan, divers troubles de la digestion, tels que : dyspepsie, gastralgie, constipation, etc. Mais ce sont là autant de phénomènes morbides qu'on relève également dans les antécédents de ces mêmes malades. Il est donc très difficile de dire s'il s'agit de l'effet ou de la cause de la maladie. Nous devons néanmoins les signaler.

La même remarque s'applique aux *troubles du système nerveux.* A propos de l'étiologie, nous les avons déjà indiqués. Il est évident que l'affection se montrant de préférence chez des sujets impressionables, ayant de la tendance à devenir hypochondriaques — s'ils ne le sont déjà, — ne peut qu'augmenter encore ce nervosisme et créer dans ce sens un véritable état morbide. Celui-ci se traduit par des *céphalées,* de l'*insomnie,* que l'intensité du prurit peut, à elle seule, déterminer dans certains cas.

Malgré cela, l'*état général* reste bon ou même excellent. L'affection peut durer des mois et des années sans que l'organisme en souffre. C'est là un fait très important, sur lequel nous reviendrons plus tard. Bornons-nous simplement, pour l'instant, à le constater.

Nous avons terminé ici la description de l'affection à sa période d'état. Nous avons d'abord étudié les pa-

pules en elles-mêmes, avec leurs caractères particuliers. Puis, nous avons vu comment elles arrivaient à
constituer les plaques. Enfin, nous avons montré quels
symptômes de voisinage, quels troubles viscéraux,
quelles modifications dans l'état général l'éruption
pouvait engendrer. Nous devons maintenant recher-
cher ce que va devenir cette éruption et auparavant
étudier la *marche* de la maladie. Papules et plaques
débutent par une région quelconque du corps. La fréquence relative des points primitivement atteints a été
précédemment établie. Une fois nés, les éléments
restent cantonnés dans leur premier siège pendant un
temps variable : quinze jours, un mois, deux mois,
dix-huit mois; parfois des années.

C'est ainsi que le malade de l'observation VI a gardé
pendant cinq ans, au niveau du cou, une plaque de
lichen plan isolée, et ce n'est qu'au bout de ce temps
qu'une plaque analogue s'est développée sur l'avant-
bras. Puis, une deuxième poussée se produit en un
autre point. Elle est suivie, à son tour, d'une nouvelle
pause de la maladie, pendant laquelle les choses restent en l'état, jusqu'à ce que de nouvelles papules apparaissent encore ailleurs ; après quoi, nouveau repos,
et ainsi de suite. De cette façon, toutes les régions du
corps peuvent être successivement envahies, et l'affection peut se généraliser ; mais la chose n'est point fatale, et on observe fréquemment la localisation de l'é-
ruption. Nous regrettons d'avoir employé le mot de
« généralisation », car il dépasse notre pensée. En effet, dans certains cas, toutes les parties du corps sont
atteintes ; sur toutes on trouve soit des papules, soit
des plaques ; mais elles sont circonscrites à certains

départements de ces mêmes régions. C'est ainsi que le lichen occupera la face antérieure de l'avant-bras et pas sa face postérieure, la face interne des cuisses et non sa face externe, etc. Du reste, on peut voir plusieurs poussées successives se développer sur un même segment de membre, sur la jambe, par exemple.

Nous tenons à insister tout particulièrement sur l'évolution spéciale de l'éruption dans la forme de lichen plan qui nous occupe actuellement. Elle est d'abord très lente; mais, de plus, elle procède par intermittences. La maladie n'a point ici ce caractère de spontanéité, d'acuité qu'elle possède dans la forme aiguë que nous étudierons plus loin. En un mot, elle est essentiellement « atone ».

Il est facile d'en conclure que la *durée* du lichen plan chronique est généralement très longue et se compte par des mois et des années, abstraction faite, bien entendu, des cas où l'affection est soumise à une thérapeutique appropriée qui vient enrayer les progrès du mal.

*Terminaison.* — Elle est variable suivant les cas et suivant que le malade a été oui ou non traité. La maladie peut guérir ou demeurer stationnaire.

La *guérison* est fréquente, quand le traitement a été instituée; mais peut-elle survenir spontanément? A l'appui de cette manière de voir, nous n'avons pas d'observation, partant pas de démonstration, et nous nous contenterons de citer l'opinion de MM. Besnier et Doyon (1), qui répondent catégoriquement « oui »

_______________

(1) Kaposi ; trad. Besnier-Doyon, note I, p. 532.

à la question ainsi posée. Lorsque la thérapeutique opposée à la maladie est efficace, voici ce qu'on observe. En général, le prurit diminue, s'il était très intense, ou cesse tout à fait s'il était modéré. En même temps surviennent des changements importants dans l'éruption : les papules isolées pâlissent, deviennent ternes ; leur saillie à la surface du derme diminue. Le relief s'efface ; en un mot, l'élément s'affaisse et le doigt, passé sur lui, n'éprouve plus cette sensation d'un petit ressaut qu'on constate au niveau des papules en pleine voie d'évolution.

Du côté des plaques, un phénomène analogue se produit ; mais c'est par le centre qu'il débute. Le milieu de la plaque se déprime, s'abaisse. Les papules, juxtaposées, deviennent moins visibles ; les plis, qui les circonscrivent, moins marqués. Par cela même, les bords de la plaque semblent augmenter en relief ; mais ce n'est là qu'une simple apparence.

Au bout d'un certain temps, papules et plaques disparaissent tout à fait, mais non point sans laisser de traces très appréciables de leur passage. Aux points occupés antérieurement par l'éruption, les téguments n'ont plus la coloration normale. Ils sont fortement *pigmentés*. Cette *pigmentation* forme des taches de couleur variable, jaunes ou brunâtres, parfois presque noires, véritables marbrures qui reproduisent les contours des plaques primitives du lichen plan. Elle se produit toujours. On ne saurait incriminer ici le traitement par l'arsenic. Nous n'en voulons pour preuve que l'observation III. La malade n'avait jamais pris d'arsenic, et cependant sa peau, après la guérison, était fortement pigmentée. Peut-être l'arsenic exagère-t-il la pigmentation ; mais il ne la produit pas. En tout cas, du jour où elle existe, du jour où les papules et les plaques affaissées se trouvent au niveau des téguments, où tout relief a disparu, la maladie doit être considérée comme guérie. Nous devons insister sur ce point. Il faut que le médecin le sache bien ; car il doit d'abord prévenir les malades de la pigmentation qui s'effectuera ultérieurement ; il doit ensuite, quand elle s'est produite, leur certifier la guérison à laquelle ils ne croient généralement pas tant que le pigment existe. Or, comme il faut des mois et même des années pour qu'il disparaisse, la [chose a bien son importance.

Quand la guérison n'a pas lieu, c'est ordinairement parce que l'affection n'a pas été traitée. Les choses restent alors en l'état, et la maladie demeure *stationnaire*.

---

## OBSERVATIONS

### OBSERVATION I.

Due à l'obligeance de M. le docteur Vidal.

Le nommé X..., âgé de 59 ans, peintre en bâtiments, entre le 18 juin 1877, salle Saint-Jean, n° 52, service de M. le D<sup>r</sup> Vidal.

Pas d'antécédents strumeux ; blennorrhagie à 18 ans. A 40 ans, attaque de rhumatisme articulaire subaigu, dans les deux genoux, qui s'est reproduite depuis deux ou trois fois. Il y a dix-sept ans, dysenterie ayant duré une quinzaine de jours. Vers la même époque, le malade a vu, à la racine des cheveux, de petits boutons, formant croûte immédiatement, et qu'il arrachait. Cette éruption a duré quatre ans, et a laissé de petites cicatrices blanchâtres, ou livides, légèrement déprimées.

Il y a un mois, début de l'affection actuelle par de petites plaques violacées, squameuses, siégeant sur les bras, les cuisses et les jambes, où elles sont très confluentes, et sur le tronc, où elles le sont moins. La peau est épaissie à leur niveau. Elles sont peu prurigineuses, mais le deviennent sous l'influence de la chaleur du lit.

*Diagnostic.* — Lichen planus.

*Traitement.* — Liqueur de Fowler à l'intérieur; glycérolé tartrique à l'extérieur.

Le 13 août. Le malade sort sur sa demande. Amélioration légère : il n'existe plus de desquamation.


OBSERVATION II.

Due à l'obligeance de M. le docteur Vidal.


X..., Elisa, âgée de 40 ans, piqueuse de bottines, entre le 15 mai 1878 dans le service de M. le Dr Vidal, à l'hôpital Saint-Louis, salle Saint-Jean, n° 2.

Rien à signaler dans ses antécédents. A l'âge de 10 ans, elle a eu seulement sur la main ce qu'elle appelle « une petite dartre ».

L'affection actuelle a débuté il y a cinq semaines, par de petites plaques formées de papules acuminées, prurigineuses, occupant le côté droit du cou, et le cou tout entier au bout de trois ou quatre jours. De là l'éruption s'est montrée sur les poignets, les bras, où elle est devenue confluente; les jambes, qui sont prises depuis quinze jours environ ; la partie antérieure de la poitrine. A ce niveau, il n'y a de papules que depuis hier.

*Etat actuel.* — 15 mai. Le cou, les deux bras, et surtout les avant-bras, présentent sur un fond rouge, presque continu sur les avant-bras, marbré de petits îlots de peau saine sur les bras — de nombreuses petites papules, prurigineuses, et par suite écorchées à leur sommet. A certains moments, au dire de la malade, il se produit un suintement séreux assez considérable. La peau, sèche, rude au toucher, semble épaissie et indurée. Au niveau du poignet droit, à sa face antérieure, se voient deux larges crevasses assez douloureuses. Sur le dos, sur la face externe de l'avant-bras gauche, on note la présence de grosses papules, au nombre de trois ou quatre, rouges, acuminées et semblables à de gros boutons d'acné.

L'état général de la malade est bon, l'appétit normal.

*Traitement.* — Bains d'amidon à l'hydrofère ; glycérolé tartrique ; valériane et menthe en boisson.

Le 17 mai. Les démangeaisons sont moins vives.

Le 19. L'éruption des jambes est beaucoup plus considérable. Les papules, comme ecchymotiques, sont très confluentes. Le prurit est très intense. Mêmes phénomènes à un degré moindre, du côté des bras.

Le 23. L'éruption du cou commence à pâlir ; moins de démangeaisons.

Le 6 juin. La malade sort sur sa demande, presque complètement guérie.


### OBSERVATION III.

Communiquée par M. Brocq, interne du service de M. le docteur Vidal

Le nommé O..., employé de chemin de fer, âgé de 39 ans, entre le 9 juin 1881, à l'hopital Saint-Louis, salle Saint-Jean, n° 47, service de M. le D<sup>r</sup> Vidal.

Rien de particulier à signaler dans les antécédents héréditaires ou personnels. Le malade est seulement alcoolique. Il a des pituites le matin, des cauchemars pendant la nuit. Il y a quatre ans, il a eu des douleurs rhumatismales vagues.

La maladie actuelle a débuté, il y a quatre ans, par un petit bouton, siégeant sur le nez, s'accompagnant d'une sensation de brûlure. Le traitement par l'arsenic (liqueur de Fowler) a occasionné de violents maux d'estomac, et a dû être interrompu depuis deux mois. La maladie s'est aggravée depuis lors.

*Etat actuel.* — Sur le front, les joues, le cou, on voit une rougeur diffuse, à bords peu nets, recouverte d'une desquamation pityriasiforme.

Le malade dit avoir perdu quelques poils de ses sourcils. Mais il n'y a jamais eu de suintement.

Les avant-bras portent des traces de vésicules, et de papules, excoriées pour la plupart. Le derme y est épaissi. Au pli du coude, sur le bras et l'épaule, la rougeur est très marquée.

Sur les parties latérales du tronc, on trouve des papules excoriées. Mais, en avant de la poitrine et de l'abdomen, on voit très nettement que les poils constituent le centre de toutes petites papules livides, excoriées, très prurigineuses. Les fesses, le pli du jarret, les jambes présentent des papules excoriées et de l'épaississement du derme. Par places, les poils forment « chair de poule », constituant le lichen pilaris par hypertrophie papillaire de Bazin.

Le malade est très nerveux, très impressionnable ; il se met facilement en colère. Sujet aux maux de tête ; il a perdu l'appétit depuis une quinzaine de mois.

*Traitement.* — Bains d'amidon vinaigrés. Potions avec la décoction de racine d'aunée ; glycérolé tartrique ; potions avec 4 gr. de teinture de musc.

Le 20 juin. Apparition par places des papules aplaties, brillantes, développées autour des poils, caractéristiques du lichen planus. Sur les parties latérales du tronc, les téguments ont, en outre, la rougeur du lichen ruber d'Hébra. Aux points où s'étaient effectuées les poussées antérieures, la peau est fortement pigmentée. Prurit intense. Insomnie malgré le musc.

Le 27. Poussée d'impétigo. — Fièvre.

Le 8 août. Exéat.

OBSERVATION IV.

Recueillie par M. Brocq, interne du service.

La nommée A..., âgée de 30 ans, couturière, entre le 9 décembre 1881, à l'hôpital Saint-Louis, salle Saint-Jean, n° 70, service de M. le D<sup>r</sup> Vidal.

Son père a eu une maladie de peau (?). Elle est habituellement bien portante.

L'affection actuelle a débuté dans la première quinzaine du mois de septembre. La malade a éprouvé de vives démangeaisons à la fesse et au mollet droits. Bientôt a apparu une plaque rouge recouverte de petites squames blanches, large comme une pièce de un franc au bout de huit jours. L'éruption s'est étendue sur les jambes. Au bout d'un mois, elle a été généralisée aux membres supérieurs. Les démangeaisons, très vives, surtout le soir, sont exaspérées par la chaleur du lit. C'est aux fesses qu'elles sont le plus intenses.

Actuellement, la lésion commence au niveau du cou. Elle est formée, là, de petites papules, plates, d'un rouge livide. Leur surface en facettes est brillante, si on la regarde à contre-jour. Ces papules, grosses comme une tête d'épingle, forment deux ou trois groupes, disposés en demi-cercle autour du cou.

A la partie postérieure des épaules, l'éruption est plus rouge ; les papules, devenues plus confluentes, y forment des plaques, à la surface desquelles on aperçoit cependant les sommets distincts de chacune d'elles. La lésion est symétrique, et se dirige des épaules vers le milieu du dos, en laissant un espace de peau saine, au-dessous de la nuque.

Aux bras, la lésion occupe surtout la face interne. Sur les avant-bras, elle est surtout localisée dans le sens de l'extension, et constitue là de larges placards, livides, sur lesquels on distingue plus difficilement les papules. Sur certains, existent de fines lamelles blanches adhérentes. A la face antérieure des poignets et des avant-bras, papules rouges, isolées, très prurigineuses. De même sur la face dorsale des mains, le dos des doigts, le sein, sauf sur le mamelon, où la peau est saine.

Au niveau des hanches, on note des placards irréguliers, marbrés de peau saine. Le derme est épaissi.

Dans le sillon interfessier, existe une large plaque d'un rouge livide, squameuse, reposant sur une peau très hypertrophiée.

Sur la fesse droite, on rencontre les éléments primitifs soit à l'état isolé, soit à l'état confluent. Sur la fesse gauche, la lésion ne fait que commencer.

La face externe des cuisses porte de petites papules à facettes donnant lieu par places à des plaques rouges livides. Celles-ci, au niveau de la jambe droite, deviennent plus épaisses, et tendent à prendre la forme cornée.

*Traitement.* — Solution arsenicale; glycérolé tartrique.


## OBSERVATION V.

Recueillie par M. Lermoyez, interne du service.

Le nommé L..., âgé de 42 ans, archiviste, entre le 15 mars 1883, à l'hôpital Saint-Louis, salle Devergie, n° 44, service de M. le Dr Vidal.

Pas d'antécédents héréditaires morbides.

Comme antécédents personnels : pneumonie à l'âge de 8 ans ; blennorrhagie à 17 ans ; migraines fréquentes; revenant au moins une fois par mois ; léger degré d'alcoolisme. (Le malade boit environ 6 tasses de café par jour.)

Il y a un mois et demi, sans que le malade ait fait le moindre excès, des papules petites, dures, rouges, ont apparu sur les avant-bras d'abord, puis sur les bras, les membres inférieurs, et enfin tout le corps, même la verge. Ces papules augmentaient peu à peu, et se groupaient bientôt en petites plaques. Elles ont été précédées pendant quelques jours de démangeaisons.

*Traitement antérieur.* — Bains alcalins. Aucune amélioration ne se produisant, il entre à l'hôpital.

*État actuel.* — *Bras.* L'éruption occupe surtout la partie externe du bras. Elle est constituée par de petites papules roses, saillantes, dures, luisantes, ombiliquées à leur centre, isolées sur la face interne, et groupées en placards sur la face externe. Dans ces placards, les papules restent toujours isolées, elles se disposent sous forme de plaques nummulaires pleines, ou bien d'anneaux au centre desquels la peau est épaissie, sèche et brune. Une desquamation blanchâtre fine se trouve à la surface. Elle est pareille « à du papier Joseph » qui aurait été appliqué sur la peau et ensuite incomplètement arraché. A ce niveau existe un léger prurit, augmenté par la chaleur du lit, par les attouchements peu intenses, et calmé au contraire par une pression un peu forte. Sur tout le tronc, les papules affectent la même disposition, mais elles sont plus discrètes. A la région lombaire, elles constituent de petites plaques isolées, irrégulières, violacées, qui ont été aplaties et privées de leur desquamation par le frottement des vêtements.

On trouve une éruption semblable *sur la verge* et *sur le gland*. A ce niveau, les papules un peu grosses présentent des croûtelles sanguines, dues au grattage.

Sur les *jambes* et les *cuisses*, papules et plaques irrégulièrement disposées ont un aspect lisse et une teinte plus violacée que sur le reste du corps.

L'éruption se prolonge jusque sur les *orteils*, où elle est très discrète. Engorgement considérable des ganglions inguinaux surtout à droite, où ils sont durs, et roulent sous le doigt.

Sur les *épaules*, papules rangées en lignes et développées suivant des traces de grattage.

*Traitement.* — Tisane de bardane. Bains d'amidon vinaigrés.

Le 2 avril. L'éruption diminue un peu ; mais les papules laissent à leur place une pigmentation fort marquée, brune, suivant exactement leurs contours.

Le 16. Pigmentation de plus en plus foncée des plaques de lichen guéri.


## OBSERVATION VI.

Due à l'obligeance de mon excellent collègue et ami M. le docteur Brocq
(résumée).


X..., garçon de réfectoire, 46 ans. Pas d'antécédents héréditaires.

*Antécédents personnels.* — Le malade est rhumatisant : il a eu des douleurs articulaires à 40 ans, dans les genoux. Il y a 14 mois, il a eu une gastrite d'origine alcoolique. Actuellement, il a de fréquentes pituites le matin à jeun ; il digère très mal.

La maladie actuelle a débuté il y a 5 ans par une petite plaque prurigineuse, de la grandeur d'une pièce de deux francs. Elle s'est agrandie un peu tous les ans. Le bras droit est pris depuis six mois seulement. Il y a un an, le traitement par l'huile de cade a soulagé un peu le malade. Les démangeaisons varient d'intensité suivant les jours. Il n'y a jamais eu de suintement.

*Eruption actuelle.* — Tête. Pityriasis et papules excoriées dans le cuir chevelu, qui est un peu bleuâtre.

Sur le cou (partie latérale gauche), large plaque de 0,15 centimètres de large sur 0,10 centimètres de haut. La peau, rouge, livide, un peu épaissie, est parcourue de petits sillons. Un peu de desquamation pityriasique. Sur les bords de la plaque, on voit de petites papules isolées, ou agminées, aplaties.

Sur l'avant-bras droit, plaque allongée, rouge, livide, reposant sur un derme très légèrement épaissi. Lésions de grattage. Sur les bords, petites papules livides, à bords nets, très plates.

OBSERVATION VII.

(Personnelle.)

La nommée A..., âgée de 50 ans, concierge, entre le 5 mai 1883, salle Henri IV, service de M. le professeur Fournier.

*Antécédents héréditaires.* — Rien à signaler.

*Antécédents personnels.* — Impétigo du cuir chevelu pendant l'enfance; pas d'alcoolisme; pas de rhumatismes. La malade nie tout antécédent syphilitique. Depuis très longtemps, elle est sujette aux migraines, surtout le matin. Bien qu'elle n'ait jamais eu de véritables attaques d'hystérie, elle est très nerveuse; pleure pour la moindre contrariété.

La nuit elle se réveille souvent avec une sensation d'étouffement qu'elle localise au niveau de la gorge. A 30 ans, elle a eu la diphthérie. En 1870, elle contracta la petite vérole.

Réglée à 17 ans. Elle s'est mariée, n'a jamais fait de fausse couche, et n'a même jamais été enceinte.

Il y a neuf ans, elle a eu une éruption semblable à celle qui l'amène à l'hôpital, et fut traitée par M. Guibout (arsenic, bains d'amidon). Ce traitement améliora beaucoup sa maladie, qui finit par guérir tout à fait. Il y a cinq mois, au moment de la ménopause, ont apparu des boutons prurigineux, gros comme une tête d'épingle, et surtout abondants au niveau de la ceinture. M. Guibout, qui revit la malade au mois de mars, lui redonna de l'arsenic et des bains. M. Fournier a vu la malade, il y a trois semaines, à la consultation, et lui a prescrit le même traitement.

*Etat actuel.* — L'éruption, qui est disséminée sur presque tout le corps, ne se présente pas partout avec les mêmes caractères.

La tête est indemne.

Main gauche. L'éruption occupe seulement la face dorsale du poignet. On y voit des papules et des macules.

Les papules, d'un rouge très pâle, presque jaunes, sont arrondies, rugueuses au toucher, grosses comme une tête d'épingle ou un grain de chenevis, peu ou pas prurigineuses. Isolées, elles tendent cependant par places à figurer des arcs de cercle, dont le centre est occupé par les macules. Celles-ci, brunâtres, très peu visibles, sont plus apparentes quand on tend la peau. En somme, au niveau de la main, la lésion semble en voie de guérison.

Sur la face dorsale de la main droite, les papules, plus affaissées encore, présentent les mêmes caractères généraux.

Avant-bras gauche. L'éruption est surtout marquée à la face antérieure de l'avant-bras. Les papules sont les unes isolées, les autres groupées.

Isolées, elles sont aplaties, luisantes, de dimension égale à celles du poignet, jaunâtres, et forment un léger relief, appréciable au toucher. A leur centre, on voit, sur certaines d'entre elles, un petit point noirâtre, qui semble être l'orifice oblitéré d'un follicule pileux. Les bords de la papule polygonale sont en rapport avec de petits sillons très visibles à la surface de l'épiderme. Le prurit est peu marqué. Il n'y a pas, à proprement parler, de desquamation. Au-dessus du poignet, existent quelques lésions de grattage.

On voit ces papules isolées se grouper peu à peu, une par une, puis deux par deux, et constituer ainsi de petites plaques. Celles-ci ont une coloration un peu plus foncée, plus rouge. Leur forme est irrégulière ; leur surface parsemée de légers sillons, dans l'intervalle desquels on perçoit assez distinctement la juxtaposition des papules primitives. Le prurit est assez intense. Une fine desquamation les recouvre. La peau commence à être légèrement épaissie.

Sur la face postérieure de l'avant-bras, il n'existe que très peu de papules.

Avant-bras droit. Les éléments présentent les mêmes caractères. Ce qui frappe surtout, c'est la tendance des papules à se grouper en cercles, ou en demi-cercles, dont les segments constitutifs sont interrompus en certains points par des intervalles de peau saine. Un cercle complet, de un centimètre environ de diamètre, se voit à la partie moyenne de l'avant-bras (face antérieure). Le centre en est déprimé ; les bords, prismatiques, saillants, sont brunâtres et formés par l'union de plusieurs papules.

Au niveau du coude droit, on trouve plusieurs papules isolées, d'une coloration luisante, cuivrée, plus volumineuses que celles que nous avons déjà décrites.

Bras gauche. La face externe du bras est indemne. Sur sa face interne, les papules isolées, très nombreuses, sont très brillantes, très prurigineuses, et surtout remarquables en ce qu'elles sont disposées en séries linéaires, suivant les lésions de grattage. Pas de ganglions axillaires. La malade nous dit qu'elle transpire abondamment depuis le début de sa maladie.

Sur le bras droit, le siège de l'éruption est le même ; l'aspect est plus terne.

Sur le thorax, depuis les clavicules jusqu'aux seins, l'éruption n'a plus les mêmes caractères. On trouve là des papules très nombreuses, grosses comme une tête d'épingle, acuminées, de même couleur que le reste de la peau, terminées à leur sommet par un point noir ou un petit filament blanchâtre (matière sébacée), et donnant au toucher la sensation d'une série d'aspérités très rapprochées et pointues. Il n'y a que peu de prurit, et pas de desquamation. Au milieu de cette éruption, on trouve disséminées quelques papules de lichen plan, notamment au niveau des seins. La malade nous dit qu'elle s'est frictionnée il y a quatre mois avec de l'huile de croton. Elle n'avait pas déjà une éruption sur le thorax.

Sur l'abdomen, on retrouve encore les deux formes de papules, mais elles sont beaucoup moins abondantes.

Pas de ganglions inguinaux. C'est surtout au niveau des hanches, des reins et de la région sacrée, que l'éruption est confluente.

Mais, tandis que sur les hanches on ne trouve que des papules de lichen plan, sur les reins et dans la région sacrée, on retrouve, mélangée à ces mêmes papules, l'éruption que nous avons décrite sur la poitrine. Les papules sont seulement plus brunâtres, plus colorées, plus sèches et plus rugueuses encore. Les démangeaisons y sont très vives surtout la nuit. Il n'y a ni desquamation ni épaississement de la peau.

Sur les cuisses, il n'existe que deux ou trois papules de lichen plan, isolées.

Sur la jambe droite, le long de la crête tibiale, plaques de coloration presque cuivrée, et datant de quatre ou cinq ans, au dire de la malade. Les unes sont absolument lisses, un peu blanchâtres à leur centre ; les autres au contraire sont plus irrégulières comme surface. Sur leur pourtour, on rencontre des papules isolées de lichen plan, avec leurs caractères ordinaires. La peau n'est que très peu épaissie. Sur la surface dorsale du pied, les petits éléments, peu nombreux et disséminés, sont analogues comme coloration à des tubercules de lupus. La peau est assez fortement épaissie.

La malade a bon appétit ; elle n'est point dyspeptique : les fonctions intestinales sont faciles et régulières.

Cœur et poumon sains. Depuis huit jours, la malade souffre de l'annulaire droit et au pouce gauche. Au niveau de l'extrémité de chacun de ces doigts, s'est formée spontanément une grosse bulle, qui a crevé, et a laissé sourdre une sérosité jaunâtre. Actuellement, la matrice de l'ongle est rouge, enflammée, douloureuse. La pression fait sortir un peu de pus placé entre l'ongle et la matrice. En somme, il s'agit ici d'un périonyxis (tourniole).

L'état général est bon. La malade accuse seulement une insomnie très rebelle depuis quatre mois. Elle l'attribue aux démangeaisons très vives qu'elle ressent pendant la nuit.

*26 mai.* La malade sort de l'hôpital. Nous l'interrogeons sur le début de son affection. Elle nous dit que les premières papules ont apparu à la ceinture, qu'elles sont demeurées localisées à ce niveau, pendant trois semaines environ ; et qu'au bout de ce temps elles ont apparu sur les membres supérieurs ; puis au bout d'un certain temps sur le tronc ; et enfin « un peu partout. »

Voici quel est l'état de la malade le jour de la sortie :

Aux avant-bras, les papules ont en partie disparu. De celles qui persistent, les unes sont complètement affaissées, les autres, encore saillantes, ont une coloration plus pâle que le premier jour. Des macules brunâtres alternent avec les papules. Les cercles, qui étaient constitués par les éléments primitifs sont beaucoup moins visibles. Le centre est surtout très déprimé au-dessous du niveau des bords. Même affaissement des papules à la poitrine ; peu ou pas de pigmentation consécutive. Au bras, les éléments isolés sont à peine saillants. A la ceinture, l'éruption, beaucoup moins abondante que le jour de l'entrée, a subi les mêmes changements que partout ailleurs. Le long de la crête du tibia on ne distingue plus de papules isolées, mais à leur place, les segments sont fortement pigmentés en rouge brun très foncé. Cette coloration disparaît à la pression, pour faire place à une teinte jaunâtre.

La malade a été soumise pendant son séjour au traitement suivant : glycérolé tartrique au 1/30e ; liqueur de Fowler à l'intérieur, 3 gouttes à chaque repas.

### OBSERVATION VIII.

Prise dans la collection d'observations du service.

A. Maria, 25 ans, couturière, entrée le 10 juin 1882, hospice Saint-Louis, salle Henri IV, lit n° 35, service de M. le professeur Fournier.

*Antécédents personnels.* — Rougeole dans l'enfance ; pas d'autre manifestation strumeuse.

Réglée régulièrement depuis l'âge de 11 ans, bon appétit, parfois un peu de pyrosis.

Elle porte sur la face interne des cuisses, à leur partie supérieure, des plaques de lichen plan d'environ 10 centimètres de diamètre.

*Début.* — C'est sur la cuisse gauche que l'affection a débuté il y a dix-huit mois. La malade ressentit alors sous la peau, comme un œuf de pigeon roulant sous le doigt. La peau s'est recouverte d'un bouton qui ressemblait à un furoncle et qui a crevé. Autour de ce bouton sont survenus les petits éléments papuleux plats du lichen plan qui s'est étendu excentriquement à la façon d'une tache d'huile. Cette éruption est très prurigineuse, surtout la nuit et lorsque la malade est assise depuis quelque temps.

Parfois, la malade voit sa main se tuméfier, soit la droite, soit la gauche ; ou bien c'est à la bouche, une lèvre, la supérieure ou l'inférieure, ou enfin c'est une paupière. Cette tuméfaction localisée reviendra parfois deux fois dans un mois et d'autres fois sera plusieurs mois sans apparaître. C'est surtout la nuit qu'apparaît cet accident qui survient sans cause, sans occasionner la moindre douleur ; la gêne de la vision, lorsque c'est la paupière, ou des mouvements, lorsque c'est la main, attire seule l'attention de la malade.

Le col est ulcéré depuis l'accouchement, la délivrance ayant été laborieuse. C'est depuis cette époque que la malade affaiblie est devenue maladive.

L'éruption sur chaque cuisse présente les caractères suivants :

1º Mosaïque absolument parfaite, constituée par une légion de petites papules arrondies ou polygonales, absolument plates, planes, lisses, unies, brillantes, non squameuses. Plusieurs d'entre elles sont brunâtres et véritablement mélasmiques. Du reste, l'ensemble de la région vulvaire de l'éruption est pigmentée. Les papules sont des types de lichen plan. Quelques-unes sont ombiliquées et présentent un petit pertuis central bien manifeste.

En outre, la malade se plaint de l'estomac et de troubles nerveux.

1º *Estomac.* — Plutôt vers la région épigastrique qu'à l'estomac, tiraillements. Mange peu, mais digère assez bien. Cependant, après avoir mangé, elle a des renvois, des aigreurs.

2º *Troubles nerveux.* — Céphalie constante, plus intense le matin que le soir depuis cinq ou six mois.

Le froid, l'application de la main toujours froide de la malade calme cette douleur qui siège au vertex. Lorsque la malade sort au soleil, cette douleur augmente, et elle a tous les symptômes de la migraine ; la vue se trouble, elle a des nausées et elle sent le besoin de se coucher.

Etant jeune fille, elle était sujette à des attaques de nerfs, à de grandes attaques qui ont disparu depuis qu'elle a eu un enfant ; cependant, elle en a eu une petite il y a trois semaines (constriction de la poitrine, nausées). Assez souvent, lorsque surtout la malade ne digère pas bien ou a une contrariété, elle ressent à l'épigastre une boule qui parfois semble remonter à la gorge et concourir à la dyspnée avec la sensation de constriction de la poitrine. Il y a du nystagmus. D'ailleurs, pas de signes de sclérose en plaques, ni d'ataxie.

La malade se dit très myope, ce qu'elle éprouve depuis son enfance à la suite de convulsions. Mais on peut se demander s'il ne s'agit pas d'un rétrécissement du champ visuel d'origine hystérique; il semble y avoir aussi un peu d'achromatopsie. Ce fait que la malade voit mieux à la lueur du crépuscule qu'au grand jour, fait penser à la cataracte, mais l'examen des yeux éloigne cette hypothèse.

La malade se sent toujours froid partout, aux membres supérieurs aussi bien qu'aux membres inférieurs. Il n'y a que la tête qui, au contraire, est brûlante, lourde et souvent rouge. Lorsque la malade est assise depuis quelque temps, elle se sent engourdie, « ne se sent plus ».

Depuis son accouchement, la malade est devenue très faible. En se faisant serrer la main, on voit que la malade est en effet très faible, surtout du côté gauche. Au dynamomètre, elle amène l'aiguille à 30° de la main droite et à 25° de la main gauche.

6 juillet. Badigeonnage avec solution HgO AzO5 au centième. Amélioration.

Les ulcérations du col sont presque cicatrisées.

Le 16. La malade quitte l'hôpital, mais son lichen, quoique amélioré, n'est pas guéri.


OBSERVATION IX.

Due à l'obligeance de M. le docteur Lailler.

A... (Louise), 38 ans, journalière, entrée le 21 mars 1881, hôpital Saint-Louis, salle Sainte-Foy, lit n° 20, service de M. Lailler.

Femme robuste, aucun antécédent à noter. Début de l'affection actuelle il y a trois mois, attribué à une peur au moment des règles.

L'éruption se produisit dans l'espace de quelques heures, siégeant principalement au thorax, au-dessous des seins.

Environ un mois après, elle s'étendit successivement aux bras, aux jambes et aux reins, elle s'est toujours accompagnée de démangeaisons assez vives.

*Etat actuel.* — L'éruption siège aux avant-bras, aux jambes, mais elle est surtout confluente à la région lombaire.

L'élément principal se retrouve plus net à la face antérieure de l'avant-bras.

Il est constitué par de petites papules, de dimentions variables, quelques-unes dépassant à peine les dimentions d'une tête d'épingle.

Elles sont, pour la plupart, groupées sans disposition caractéristique, d'une façon irrégulière, formant une saillie peu marquée au-dessus de la peau.

On n'y trouve point de sommet acuminé ; elles sont aplaties et le plateau qui les surmonte offre une surface lisse, plane et offrant comme une facette de pierre polie.

On y constate même, en faisant varier la situation du membre, une sorte de miroitement.

Le groupement des lésions est surtout marqué à la face antéro-interne et externe du côté de la flexion.

La coloration générale de la lésion offrait, au moment de l'entrée de la malade, une teinte brunâtre, mais depuis un jour on y trouve une poussée rouge plus animée. Bain amidon. Savon. Bain sulfureux.

Le 26. Exeat.

## OBSERVATION X.

### Due à l'obligeance de M. le docteur Lailler.

X... (Hubert), 25 ans, ajusteur, entre le 31 mai 1882, hôpital Saint-Louis, salle Saint-Mathieu, lit n° 31, service de M. Lailler.

Antécédents nuls.

Début de l'affection actuelle, quatre mois.

Apparition successive : à la jambe gauche, à l'avant-bras droit, la jambe droite et le tronc.

*Etat actuel*. — A l'avant-bras droit, on trouve de petits éléments papuleux, rosés, lisses et brillants. Leur surface est aplatie ; leurs bords nets linéaires. Confluence de ces éléments dans certains points, de façon à constituer de véritables plaques. Sur les plus petites de ces plaques, à la périphérie, éléments primitifs encore facilement reconnaissables. D'autres plaques paraissent plus homogènes ; d'une seule tenue, surtout à leur centre. Apparition de squamelles blanchâtres sur les plaques les plus larges.

A la jambe droite, une large plaque de ce genre est blanche, nacrée dans toute son étendue, en vertu de l'abondance des squames ; son aspect rappelle celui des plaques psoriasiques.

D'une façon générale, les éléments papuleux sont aux membres inférieurs plus colorés, plus rouges, moins lissés et limités par des bords moins nets. Excoriations et croûtelles résultant du grattage. Adénite inguino-crurale.

Plaques rouges, livides, aux hanches, à la ceinture et sur la face interne des cuisses. Plaques rugueuses, sèches, avec de petites squames et de petits plateaux brillants rappelant les éléments papuleux décrits sur l'avant-bras.

Quelques plaques plus rares sur les fesses et à la partie supérieure du sillon inter-fessier.

Prurit assez intense la nuit.

4 juin. B. Savon mixte.

Le 18. Amélioration notable sous l'influence du savon.

Le 27. Amélioration très marquée; disparition des démangeaisons.

1er juillet. Teinte purpurique des placards de lichen qui sont affaissés au niveau de la peau saine. Démangeaisons moindres.

Le 5. Exeat.

OBSERVATION XI.

Traduite d'Erasmus Wilson.

Un marchand de la Cité de Londres, âgé de 35 ans, nous consulta vers le 8 mars 1866 pour une éruption de lichen planus qui couvrait la totalité de l'abdomen, les reins et la région pelvienne du dos, la partie extérieure des hanches et la face des avant-bras. Il déclarait que l'éruption existait depuis quatre mois ; que son attention avait d'abord été attirée en voyant l'éruption sur l'abdomen; qu'elle n'était point accompagnée de gêne d'aucune sorte; qu'il y avait une démangeaison insignifiante lorsqu'il s'échauffait par l'exercice, mais pas assez forte pour exciter du grattage et n'étant jamais de nature à troubler le sommeil.

L'éruption présentait les caractères ordinaires du lichen planus, à savoir : des papules légèrement élevées, aplaties ou plutôt déprimées, lisses au sommet, marquées au centre par l'ouverture d'un follicule, discrètes, douces au toucher et d'une couleur rougeâtre ; leur taille variant entre une ligne ou deux de diamètre. En trois ou quatre endroits un amas de papules avait été réuni par infiltration de la peau sous-jacente et formait une plaque à contours irréguliers de la taille d'un quart de pouce, et une tache de figure quadrangulaire, produite de cette manière, mesurait un demi-pouce de diamètre. Il n'y eut jamais d'écaille ni de desquamation. L'éruption ayant atteint son étendue actuelle par la poussée successive de nouvelles papules, développées dans les intervalles des anciennes, et les papules ne montraient aucune tendance à croître individuellement.

Il a toujours possédé un bon état de santé; il s'occupe de ses affaires, chaque jour de 9 heures 1/2 jusqu'à 6 heures, est régulier dans ses habitudes et a dernièrement quitté le service militaire parce qu'il est marié. Sa peau est hâlée.

Avant l'attaque de lichen planus, il souffrait de pesanteur à la région précordiale, de nausées, de dyspepsie flatulente et aussi d'hémorrhoïdes ; mais ces symptômes disparurent à l'apparition de l'éruption.

N'ayant ici aucune indication générale à considérer, nous lui prescrivîmes notre préparation ferro-arsenicale à une dose équivalente à trois gouttes de la solution de Fowler trois fois par jour, et de faire usage soir et matin d'une lotion de bichlorure de mercure, deux grains par once, dans une émulsion d'amandes amères, la peau étant auparavant bien lavée avec du savon de goudron de genévrier. Vers le 22 mars, l'éruption s'était considérablement affaissée et, comme il ne ressentait aucune gêne du traitement interne, nous augmentâmes la dose de solution de Fowler à quatre gouttes.

Vers le 15 avril suivant, l'éruption avait disparu, laissant seulement des taches brunes qui tachetaient la surface du corps. Les papules disparurent sans desquamer, et à un endroit seulement il y eut un léger degré de desquamation de l'épiderme.

### OBSERVATION XII.

Erasmus Wilson. Traité des maladies de la peau.

Une dame, âgée de 37 ans, femme d'un clergyman, avait été atteinte de lichen plan pendant quatre mois.

L'éruption commença en décembre 1865, par l'apparition d'une demi-douzaine de papules dispersées sur la face de l'avant-bras, juste au-dessus du poignet, et les papules ont augmenté de nombre de façon à être maintenant en amas peu épais sur les deux avant-bras, le dos du cou, la partie supérieure de la poitrine, la ceinture et les jambes au-dessous du tiers inférieur de la cuisse. Elles ont une couleur rougeâtre, ne sont qu'un peu élevées ; elles sont plates et légèrement déprimées au sommet, brillantes et opalines à la surface et marquées au centre par le contour circulaire de l'ouverture d'un follicule. Dans quelques endroits, comme au dos du cou, au devant de la poitrine, le sommet doux, corné, blanc et brillant est le caractère le plus évident des papules, qui sont aussi plus petites à cet endroit qu'ailleurs. La rougeur est à peine visible et ces petites taches blanches semblent de petites paillettes brillant sur la peau ; elles n'ont point d'écailles parce qu'elles sont en continuité immédiate avec l'épiderme ; mais l'épiderme corné dont elles dépendent est un peu plus épais que celui des téguments environnants.

Au milieu du corps, de petits amas nombreux de papules ont été réunis par la congestion et l'infiltration de leur base, et c'est surtout remarquable dans le sillon produit par la pression de la ceinture, la ligne entière de ce sillon étant occupée par une chaîne de plusieurs amas réunis.

La face des avant-bras est occupée par une plaque étendue de ces pustules unies par une base rouge et infiltrée ; la plaque occupe la largeur entière de l'avant-bras et s'étend du pli du coude jusqu'au près du poignet. La plaque est faiblement élevée, circonscrite, inégalement, papuleuse à la surface et couverte de petites écailles produites par la séparation de la face cornée des papules, tandis qu'autour de la circonférence cornée de la plaque on peut voir çà et là un petit nombre de papules dispersées indiquant la nature de composition de la plaque. La plaque était formée à l'origine par une accumulation et un agrégat de papules distinctes, et l'infiltration et la congestion qui unirent ensuite les papules entre elles et les mélangèrent, s'étaient développées seulement six semaines auparavant.

Après une semaine de traitement, la plupart des papules s'étaient affaissées au niveau des téguments, tandis que leurs plaques cornées avaient disparu et à leur place il restait une épaisse tache grise.

A cette époque, on pouvait voir sur différentes parties du corps les figures les plus caractéristiques de l'éruption, les papules, les plaques diffuses et les taches pigmentaires ; les papules étaient rouges, quelques-unes presque sans couleur ; quelques-unes présentant une surface mince, lisse, transparente, et d'autres un plateau plus épais, corné, poli, brillantes, mais plus petites en dimensions.

L'éruption tout entière était dépourvue de prurit, mais la plaque infiltrée et desquamative démangeait un peu, mais en aucune façon au point de l'eczéma chronique squameux, avec laquelle elle offre une ressemblance considérable, ne présentant pas toutefois d'écoulement ichoreux et donnant une moins grande abondance d'écailles.

La malade souffrait beaucoup au commencement de l'éruption d'un accablement général aussi bien mental que physique, avec névralgie de la cinquième paire de nerfs, et, à l'occasion de la visite qu'elle nous fit, elle se plaignit de faiblesse ; son teint était sombre.

sa peau et ses conjonctives pâles, la langue pâle et festonnée par les dents.

: Elle n'était pas atteinte aux pieds, aux mains et aux ongles.

### OBSERVATION XIII.

#### Erasmus Wilson.

Un jeune homme, étudiant d'Oxford, âgé de 22 ans, fut atteint d'une éruption de lichen planus au commencement de février 1866 et vint nous consulter à peu près à la fin de mars. L'éruption commença sur les hanches, en forme d'amas de papules plates, rouges et polies ; elles se montrèrent ensuite à la face des avant-bras, puis à l'abdomen et de là s'étendirent au tronc tout entier. Sur les hanches et les avant-bras, l'éruption est discrète, entremêlée d'un petit nombre de plaques cohérentes d'un tiers de pouce de diamètre. L'abdomen présente un aspect remarquable, étant tout couvert de petites plaques oblongues cohérentes. Les plaques mesurent environ un pouce de longueur et un tiers ou un quart de pouce en largeur ; elles sont disposées suivant une direction transverse et oblique, tandis que les espaces intermédiaires sont parsemés de papules séparées. Le plus grand nombre des plaques sont revêtues à la surface par un épiderme poli, pendant qu'un petit nombre sont en état de desquamation ; les écailles tombées étant blanches, minces et brillantes. La peau entre les plaques est rouge et marquée de plis fins, sèche et pulvérulente ; et toute la surface du corps est remarquable par son apparence sèche, plissée, pulvérulente et écailleuse.

L'éruption se montra sans démangeaisons et a été exempte de prurit pendant sa durée entière, si l'on excepte un léger degré d'irritation préexistante. Quand le corps était échauffé par l'exercice ou en changeant de vêtements pour se mettre au lit, les parties sur lesquelles l'irritation est ressentie sont celles qui sont en état de desquamation.

L'éruption présente les caractères assignés par Hebra au lichen ruber : elle commence par des papules dispersées et augmente d'étendue par le développement de papules nouvelles dans les intervalles laissés entre les papules primitivement produites. Çà et là, un certain nombre de papules se joignent et forment des plaques très légèrement élevées et de figure irrégulière. Souvent leur base est infiltrée et la plaque est cimentée par un fond de rougeur. Pour peu que cette suite de papules s'étende, elle donne naissance à des taches diffuses d'une dimension considérable et qui peuvent quelquefois couvrir une grande partie du membre. Chaque papule prise iso-

lément est plate et polie, légèrement déprimée au centre et marquée,
par l'ouverture d'un follicule ; mais il n'y a pas de solution de continuité entre l'épiderme de la papule et l'épiderme de la peau qui
l'entoure. Il n'y a point de tendance à la desquamation ; pourtant,
quand un groupe de papules ou un certain nombre de plaques sont
reliées ensemble par une base infiltrée, le sommet plat des papules
est susceptible de desquamation, et une suite d'écailles minces,
blanches et brillantes se produisent à sa place. Les écailles sont
beaucoup plus minces que celles de l'alphos, même lorsqu'elles sont
accumulées, comme il arrive quelquefois. Elles sont purement épidermiques et non point composées en partie de sécrétions dessé-
chées comme les écailles de l'eczéma squameux, et à la différence
de l'alphos elles sont plus abondantes au centre de la plaque que sur
la circonférence.

Et l'éruption sous sa forme diffuse, quoique ressemblant à quelques points de vue à l'eczéma chronique et à l'alphos diffère des
deux, mais se rapproche plus du dernier que du premier et peut ai-
sément être prise pour de l'alphos érythémateux.

Notre malade est d'un tempérament nerveux et d'une constitution faible. Il a eu un petit eczéma de dentition dans son enfance,
mais il a été exempt de toute affection cutanée jusqu'à la présente
crise et dans les dernières années sa force et sa santé ont beaucoup
gagné.

Quatre mois avant la présente attaque d'éruption, il était atteint
de débilité et quelques semaines plus tard il eut de l'épistaxis qui
dura plusieurs jours.

A présent il est assez bien ; ses fonctions s'accomplissent convena-
blement ; il peut se livrer à ses études sans éprouver d'incommodité,
mais il est un peu faible. Il n'a rien aux mains, aux pieds et aux
ongles.

OBSERVATION XIX.

Due à l'obligeance de mon excellent collègue et ami

Uribe, interne des hôpitaux.

X... (Victor), 45 ans, polisseur de glaces, entré le 2 janvier 1883,
salle Saint-Louis, lit 25, service du D<sup>r</sup> Ollivier.

*Antécédents héréditaires.* — Père mort d'accident. Mère morte de
vieillesse à l'hospice de la Salpêtrière. Un frère dont il ne peut
nous donner de renseignements.

*Antécédents hygiéniques.* — Travaille comme polisseur de glaces
depuis vingt ans ; n'avait jamais eu d'affection cutanée. Boit ordi-

nairement une chopine de vin dans ses repas, mais cela ne l'empêche pas d'avoir fait quelques excès, et il y a 12 ans il a eu des phénomènes d'« absinthisme aigu ». Prend du café une fois par jour, et quelquefois un petit verre d'eau-de-vie.

*Antécédents pathologiques.* — Très bonne santé antérieure. Signalons cependant une légère bronchite dont le début date de deux ans.

*Maladie actuelle.* — L'affection débuta, il y a deux mois, par des démangeaisons vives au pli du coude droit ; le malade s'aperçut en même temps de l'existence de quelques petits boutons rouges occupant le coude et la face antérieure de l'avant-bras. L'éruption devint de plus en plus confluente ; d'autre part, elle se montra au cou, à la face antérieure du thorax et de l'abdomen, aux cuisses et aux jambes. Pas de traitement jusqu'à présent.

Actuellement, on constate que l'éruption présente partout les mêmes caractères, et les seules différences que l'on peut trouver au premier abord tiennent à la plus ou moins grande confluence des saillies papuleuses qui constituent l'élément essentiel de l'éruption.

On voit, en effet, qu'à l'avant-bras, où l'éruption se montra d'abord, il existe une éruption confluente, qu'à certains endroits les papules arrivent à se mettre en contact, de façon à former des plaques assez étendues, saillantes, d'une coloration rouge, livide et recouvertes de légères squames blanchâtres qui se détachent facilement par le grattage.

A côté de ces plaques, on en trouve d'autres plus petites, formées par la réunion de cinq ou six saillies papuleuses séparées par des intervalles où la peau est normale.

Enfin, à côté de celles-ci, on voit de petites papules qui présentent d'ailleurs les mêmes caractères que celles que nous avons signalées plus haut.

Au bras gauche, on trouve une éruption pareille moins confluente, mais occupant aussi presque exclusivement le côté de la flexion. A la nuque, même éruption. Sur la région dorsale et thoracique antérieure, quelques papules isolées.

A la région abdominale, éruption plus abondante et qui devient d'autant plus confluente à mesure que l'on s'approche de la région inguinale. Au pli de l'aine, en effet, il existe des plaques comme celles que nous avons signalées au coude droit. Le scrotum, le fourreau de la verge sont également envahis par l'éruption.

Signalons aussi la présence de quelques papules sur la muqueuse du gland.

Eruption également très abondante aux membres inférieurs, où elle occupe presque exclusivement la face interne des cuisses et des jambes, ainsi que le creux poplité. Cette éruption s'accompagne de démangeaisons très vives. Pas de troubles digestifs. A la poitrine, quelques râles sibilants.

Urines : rien.

2 avril. Le malade sort, mais il reste de larges taches rouges de la grosseur d'une pièce de 50 centimes très abondantes, surtout sur la face interne des cuisses. Les bras et le tronc sont à peu près guéris.

Mai. Le malade rentre à l'hôpital pour la même affection; son état général est bon. On constate des taches brunâtres, foncées, presque violacées, sans élevure de la peau, occupant les points envahis par l'éruption, très manifestes, surtout à la partie interne des cuisses. Il n'y a pas eu de nouvelles poussées. L'état général est toujours bon.

## OBSERVATION XV.

### (Personnelle.)

La nommée X... (Marie), âgée de 22 ans, se présente à nous, le 7 juin 1883, envoyée par notre excellent ami, de Molènes, interne des hôpitaux.

La malade est née de père et de mère bien portants. Elle a cinq frères ou sœurs qui jouissent d'une bonne santé. Il n'y a pas de maladies de peau dans la famille.

A part quelques manifestations strumeuses très légères dans son enfance, la malade s'est toujours bien portée. Elle est seulement très nerveuse, et, bien que jamais elle n'ait eu de véritables attaques de nerfs, elle se met facilement en colère et pleure pour un rien. En outre, elle est d'habitude très constipée; cependant, elle n'est point sujette aux migraines.

Depuis l'âge de 16 ans, elle est bien réglée. Pas de grossesse.

L'affection actuelle a débuté, il y a 2 mois, par de petites boutons sur la face antérieure de l'avant-bras gauche, prurigineux, et semblables à ceux qu'elle a maintenant. Ils ont persisté un mois, sans envahir d'autres régions du corps. Au bout de ce temps, une éruption semblable s'est montrée successivement aux cuisses, à la ceinture, au bras droit. Les poussées se sont effectuées d'une façon intermittente, et à quelque intervalle de temps l'une de l'autre. Comme traitement antérieur au jour de la venue à l'hôpital : huile phéniquée, à l'extérieur; solution de composition ignorée de la malade, à l'intérieur. Il a été suivi huit jours environ.

*Etat actuel.* — 7 juin 1883. L'éruption occupe les avant-bras, les bras, la ceinture, la partie supéro-interne des cuisses.

*Avant-bras gauche.* — L'éruption, localisée à la face antérieure, consiste en une série de petites papules, grosses comme une tête d'épingle, de couleur presque rosée, aplatis à leur sommet, qui paraît plus brillant que le reste de la papule, légèrement saillants au-dessus du niveau des téguments ; polygonales et en rapport avec les plis de la peau. Il n'y a pas d'ombilication bien nette. Sur certaines d'entre elles — les plus volumineuses — on aperçoit une toute petite squame. En certains points, elles commencent à se grouper, sans former encore de véritables plaques ; et à ce moment la desquamation devient plus abondante. Certaines se disposent en séries linéaires (probablement sur des lésions de grattage). Cependant, le prurit est presque nul. Hyperidrose axillaire très marquée.

*Avant-bras droit.* — Papules beaucoup moins abondantes, mais symétriquement placées. Certaines sont taillées en petites facettes ; ce caractère n'apparaît bien nettement que lorsqu'on regarde le membre avec une certaine incidence de lumière.

*Bras.* — Deux ou trois petites papules isolées.

*Tronc.* — Au niveau de l'insertion sternale du sterno-mastoïdien gauche, entre les seins, on trouve quelques papules disséminées, sans caractères spéciaux. A 5 centimètres au-dessus de l'ombilic, plaque ovalaire de 2 centimètres environ de diamètre, d'un jaune noirâtre. En ce point l'éruption a été confluente, elle est maintenant guérie. La pigmentation seule persiste : la plaque ne fait absolument aucun relief. Mais c'est surtout à la ceinture que l'éruption est abondante. Les papules, plus rouges, plus saillantes, plus squameuses, tendent à se confondre et à former de véritables placards. Sur quelques-unes, on aperçoit, au sommet, un petit point noir déprimé, dépourvu de poils. Ceux-ci, rudimentaires, s'observent dans les intervalles laissés par les papules.

Du flanc droit part une bande large de quatre travers de doigt environ, sur laquelle on voit des papules de lichen plan, isolées, avec leurs caractères ordinaires.

Sur le sacrum, on note de véritables plaques, sillonnées de plis, très rugueuses au toucher, squameuses. La peau, à ce niveau, est très sèche.

Ganglions inguinaux nombreux dans les deux aines. (La malade a nié tout antécédent spécifique.)

*Cuisses.* — A la face interne des tiers supérieurs de chaque cuisse on voit des papules isolées et des papules confluentes. Ces dernières forment des plaques d'un rouge foncé, arrondies ou ovalaires, et recouvertes de petites squames fines, blanchâtres. Sur une de ces plaques, large comme un grain de millet, le centre est affaissé, uni, les bords encore un peu saillants. Elle a une couleur brunâtre. (Lésion en voie de disparition.)

Lésions de grattage au-dessus du condyle interne droit. Plusieurs papules, disposées en séries linéaires, s'observent à ce niveau.

Les *jambes* étaient saines.

L'éruption, dans son ensemble, est peu prurigineuse, sauf au niveau de la ceinture.

L'état général de la malade est très bon. Elle ne veut pas entrer à l'hôpital. Afin d'observer l'influence des lésions de grattage sur le développement des papules, nous pratiquons, au niveau de la face externe du bras droit et avec la pointe d'une épingle, deux légères excoriations linéaires.

*Traitement.* — Bains simples; arsenic à l'intérieur : trois gouttes de liqueur de Fowler avant chaque repas.

20 juin. Aucune papule de lichen ne s'est produite sur les lésions de grattage. L'éruption n'a subi aucune modification.

OBSERVATION XV bis.

(Personnelle.)

La nommée X..., cartonnière, âgée de 46 ans, nous est adressée le 16 juillet 1883, par M le D<sup>r</sup> Besnier. C'est une femme blonde, d'aspect lymphatique, ayant eu, dans son enfance, diverses manifestations strumeuses (impetigo du cuir chevelu, maux d'yeux, etc.). Habituellement constipée, elle est très sujette à de violentes migraines, qui durent au moins vingt-quatre heures, et qui produisent l'insomnie. D'un tempérament nerveux elle se met en colère « pour rien ». Elle n'est pas syphilitique et n'a jamais eu d'autre maladie de la peau que celle qui l'amène aujourd'hui à l'hôpital. Réglée à 14 ans, elle s'est mariée à 19, avec un individu alcoolique et tuberculeux. Elle a eu onze enfants : sur les onze, six vivent et se portent bien.

Depuis deux ans, la malade avait des démangeaisons violentes dans les flancs et à la ceinture. Mais, prenant peu de soin de sa personne, elle ne peut nous dire exactement l'époque à laquelle remonte le début de l'éruption qu'elle porte, et qu'elle attribue à une émotion violente, le jour de la mort de son mari, il y a environ deux mois.

Aujourd'hui, cette éruption est presque généralisée à tout le corps, sauf à la tête et à la moitié inférieure des jambes. Sur le thorax et dans le dos, on ne trouve que quelques papules de lichen plan, brillantes, en facette, offrant la teinte vitreuse caractéristique. Sur les bras, outre les éléments disséminés, on voit qu'au pli du coude, à la face antérieure des avant-bras, au-dessus des poignets, l'érup-

Lavergne. 4

tion est plus confluente et forme là de petites plaques, légèrement saillantes, avec une fine desquamation furfuracée qui n'existe pas sur les papules isolées. Sur certaines de ces dernières, on voit très nettement, à l'œil nu, une ombilication centrale.

C'est surtout au niveau du dos, des flancs, de la ceinture, que, papules et plaques sont nombreuses. Elles présentent tous les caractères du lichen plan, mais elles sont surtout remarquables par l'aspect circiné des contours formés par plusieurs plaques voisines. On ne constate pas de ganglions engorgés dans les aines. Sur les cuisses, au creux poplité, on retrouve les mêmes éléments, tantôt disséminés, tantôt remis en groupes et recouverts alors de fines squames ; au niveau du sacrum et de la partie supérieure du sillon interfessier, les plaques de lichen reposent sur un derme épaissi, sec ; la maladie, en ces points, tend à prendre la forme cornée. Les frottements répétés, auxquels ces parties sont soumises, ont fait disparaître la desquamation, et on ne voit plus sur les plaques les sommets distincts des papules.

Les muqueuses sont saines. L'état général est bon ; mais ce qui tourmente la malade, c'est l'intensité du prurit. En divers points, en effet, on constate la présence de lésions de grattage.

La malade ne veut pas entrer à l'hôpital. Elle viendra nous voir toutes les semaines.

*Traitement.* — Solution arsenicale 0,10/300, deux cuillerées par jour. Pommade à l'acide pyrogallique 10/200. Bains d'amidon trois fois par semaine.

22 juillet. Pas beaucoup d'amélioration. Démangeaisons très vives.

Le 30. Douleurs très vives sur les cuisses.

6 août. Grande amélioration. Disparition du prurit.


### OBSERVATION XVI.

#### (Personnelle.)


Le 3 juillet 1883, M. le Dr Besnier a bien voulu nous adresser une malade âgée de 34 ans. Cette dame, de bonne santé habituelle, quoique sujette à des maux d'estomac assez fréquents, porte une éruption de lichen plan, au niveau de la face antérieure de l'avant-bras droit, immédiatement au-dessus du poignet ; du côté opposé, on voit aussi de petits groupes de papules. Celles-ci sont surtout remarquables par leur ombilication centrale, qui est ici très nette, par leur prurit et par les lésions de grattage, sur lesquelles se sont développés certains éléments primitifs. Du reste, tous les caractères ordinaires des papules existent aussi. La maladie, qui a débuté au mois d'avril, a succédé, paraît-il, à une émotion morale vive. L'éruption a procédé par poussées successives; les papules de l'avant-bras gauche n'existent que depuis huit jours.

*Traitement.* — La malade prendra deux cuillerées par jour de la solution arsenicale (10 cent. pour 300), ce qui fait 0,0125 milligrammes environ par jour; elle se frictionnera avec la pommade à l'acide pyrogallique (10/00): deux bains d'amidon par semaine.

10 juillet. Le prurit est bien moindre. Il est impossible de voir les modifications subies par l'éruption elle-même. La malade s'est frictionnée avec une telle force qu'elle a excorié la plupart des éléments papuleux. Suppression momentanée de la pommade à l'acide pyrogallique. Mêmes doses d'arsenic. Bains.

17 juillet. Prurit tout à fait disparu. Les plaques de lichen sont déjà un peu moins saillantes. Solution arsenicale: trois cuillerées par jour.

20 octobre. Les points primitivement atteints sont guéris. Il ne reste qu'un peu de pigmentation brunâtre. Depuis un mois la malade ne se soigne plus. Depuis trois semaines environ, apparition de deux nouvelles plaques de lichen, une au niveau de la face antérieure de l'avant-bras bras droit, immédiatement au-dessus du poignet; l'autre au-dessus du genou droit.

---

## 2º Du lichen plan corné.

Nous croyons devoir décrire à part cette variété de l'affection, qui, jusqu'à présent, était seulement indiquée; voici quelles sont nos raisons :

1º Elle a une tendance extrême à se localiser en un point donné.

2º Elle est particulièrement remarquable par le degré d'hypertrophie cutanée auquel elle aboutit ;

3º Elle est essentiellement chronique ;

4º Enfin, elle est très rebelle au traitement, et les

thérapeutiques les plus variées ne font généralement
pas grand'chose contre elle.

Ceci posé, voyons en quoi elle diffère des autres
formes.

Il est possible qu'elle succède au lichen plan ordinaire, tel que nous venons de l'étudier, mais, nous
croyons aussi, qu'elle peut être constituée d'emblée.

Son *siège* de prédilection est la *jambe*, principalement sa face antéro-externe. Cependant, on l'observe
aussi ailleurs, par exemple à la cuisse, à l'avant-bras.
Les cas de lichen du cuir chevelu que nous avons
mentionnés précédemment appartenaient, croyons-
nous, à la variété *cornée*.

Elle est formée par des *plaques* de dimensions variables, larges comme une pièce de vingt centimes ou
de deux francs, parfois même comme la paume de la
main (observation XXI). Ces plaques sont en général de *configuration* irrégulière, arrondie, triangu-
laire, etc. Leur *couleur* diffère de celle du lichen plan
ordinaire. Elle est plus foncée, plus bleuâtre, plus
livide, parfois d'un noir vineux. Leur *surface*, ordinairement peu polie, est parfois comme bosselée,
quand plusieurs plaques de lichen corné se sont juxtaposées. L'épiderme est sillonné de plis qui se coupent
à angles aigus, en délimitant de petits losanges, mais
on n'aperçoit plus le sommet distinct des papules qui,
au début, ont formé le placard. Nulle part, les orifices
folliculaires ne sont aussi visibles que dans cette variété ; ils forment de nombreux pertuis, gros comme
une pointe ou une tête d'aiguille, dépourvus de poils,
parfois assez confluents pour donner à la plaque l'a-
spect d'une véritable « écumoire », d'un gâteau de

miel (1). Certains de ces petits orifices sont, au contraire, oblitérés et masqués par de petits cônes épidermiques en forme de godet, enchâssés dans leur intérieur.

Du reste, là *desquamation* les cache en partie. Elle est formée de squames minces, fixes, pityriasiques, grisâtres, plus ou moins nombreuses, en tout cas assez adhérentes (2).

Mais le caractère le plus important du lichen corné, celui qui lui donne droit à une description spéciale, réside dans l'*épaississement* du derme. Nous l'avons déjà constaté au niveau des plaques de lichen plan déjà décrit. Ici, il est beaucoup plus marqué que partout ailleurs. La peau sèche, rugueuse, plissée, rétractée, en un mot *cornée*, peut avoir quatre ou cinq millimètres d'épaisseur. Parfois, il existe de véritables tubercules qui donnent aux parties malades l'aspect bosselé (observation XIX). Les bords de la plaque sont le plus souvent festonnés. La portion de téguments qui les avoisine est jaunâtre ou brunâtre, un peu hypertrophiée, mais à un degré bien moindre que la plaque elle-même. On y trouve des papules isolées, dont quelques-unes même se confondent en partie sur les bords du placard, qui s'agrandit par ce mécanisme.

Le prurit n'offre rien de spécial, sauf son intensité, qui est généralement très grande. C'est le symptôme qui tourmente le plus le malade.

La *durée* de l'affection est très longue. Dans les

(1) Voir, au musée de l'hôpital Saint-Louis, la pièce 698, lichen corné, provenant du service de M. le docteur Vidal.

(2) Pièce n° 524, musée de l'hôpital Saint-Louis.

observations que nous publions, nous voyons que le début remontait à dix-huit mois, six, dix, treize, vingt-cinq ans. Il ne saurait en être autrement si on songe à l'inefficacité presque absolue de la thérapeutique. Ainsi que nous le verrons plus loin, elle n'a guère d'autre résultat que celui de calmer le prurit, et de rendre lisse la surface de la plaque. Celle-ci prend alors un aspect caractéristique. Le centre, rosé, est entouré d'une aréole blanche, autour de laquelle les téguments sont bleuâtres. Mais l'épaississement du derme n'en persiste pas moins.

---

*Observations de lichen planus corné.*

### OBSERVATION XVI bis.

La première partie de cette observation constitue l'observation IV de la thèse d'Héguy. — La deuxième partie m'a été communiquée par M. Brocq, interne du service.

Le nommé L..., journalier, âgé de 50 ans, entre dans le service le 4 avril 1878. Ses antécédents héréditaires n'offrent rien qui doive être noté. Il n'a pas eu de manifestations de scrofules dans l'enfance. Pas de syphilis, pas de rhumatisme.

Depuis neuf ans, le malade porte sur les jambes une éruption qui n'a jamais complètement disparu. La lésion élémentaire de cette éruption est une papule que l'on retrouve encore à la périphérie de la région envahie.

Sur le côté des deux jambes, surtout au côté externe, la peau est épaisse, rugueuse, sèche, difficilement mobile sur les tissus sous-jacents. Le malade éprouve de vives démangeaisons au niveau des parties malades. Il n'y a pas de suintement, mais il existe des excoriations produites par le grattage, L'éruption est le siège d'une desquamation pityriasique très abondante.

Les papules en se groupant ont donné lieu à la formation de

plaques. A l'orifice des follicules pileux, il se fait des cônes cornés en forme de godets ; la desquamation a une teinte grisâtre.

*Traitement.* Arsenic à l'intérieur, bains alcalins.

Le 14 avril. L'éruption s'est améliorée, l'épaississement de la peau a diminué.

Le 20. L'éruption persiste sur la partie antérieure des jambes. Les plaques offrent une pigmentation brunâtre.

En passant la main sur les parties malades on éprouve la sensation de « peau de chagrin, » c'est-à-dire de petites rugosités très rapprochées. La peau présente un aspect corné et un épaississement de 4 à 5 millimètres. On fait des applications de savon noir mêlé à la potasse.

6 mai. Le malade demande sa sortie pour Vincennes. En somme, il ne s'est produit aucun changement dans l'éruption ni comme étendue, ni comme profondeur.

24 novembre 1883. Le malade est reçu de nouveau, à l'hôpital, salle Saint-Jean, n° 25.

*État actuel.* Quelques traces de prurigo sur le tronc. Vers les coudes, la peau est sèche et rugueuse. En ces points, et sur les parties latérales du tronc, il existe un peu d'hypertrophie autour des follicules, un léger degré de xérodermie pilaire.

Sur la face externe de la jambe gauche, et surtout au niveau de son tiers moyen, la peau est épaissie, brunâtre. On y remarque de petites élevures, allongées, brunâtres, recouvertes, fines lamelles pityriasiques. A la partie moyenne de la jambe, les éléments devenus confluents forment une énorme plaque irrégulière, brunâtre au niveau de ses bords sinueux, rougeâtre au centre, et portant des traces de grattage. A la périphérie de cette large plaque, le derme est brun, épaissi, recouvert de sillons qui se coupent à angle droit et constituent une sorte de quadrillage. En de nombreux points on voit très nettement les follicules pileux dilatés, formant le centre d'une desquamation pityriasique très marquée.

La jambe est œdématiée ; à sa face interne et supérieure on voit une ulcération, en voie de guérison, reposant sur une base dure, datant de 15 jours.

Sur la face externe de la jambe droite, mêmes lésions, plus nettes même que celles du côté gauche. On aperçoit très nettement les ouvertures très élargies des follicules pileux, et par places de petites facettes brillantes, avec hypertrophie perifolliculaire. L'épaississement de la peau croît graduellement, et forme des tubercules cornés caractéristiques de la variété de même nom. Sur l'une des plaques, placée à la partie moyenne de la jambe, l'épiderme est très dur, très épais, très adhérent, et par le grattage on n'en détache que de toutes petites écailles. Sur la partie inférieure de la jambe, se voient des plaques très rouges avec épaississement de la peau, dilatation des follicules, et desquamation nacrée.

*Traitement*. Application de savon noir sur la jambe gauche, une fois par jour. Caoutchouc sur la jambe gauche.

4 septembre. Les saillies ont complètement disparu. Ce qui persiste, c'est de l'épaississement de la peau, avec une teinte rosée au centre, et brunâtre à la périphérie.

## OBSERVATION XVII.

Recueillie par M. Brocq, interne du service.

Le nommé L...., âgé de 46 ans, garçon de salle, entre le 28 avril 1881, à l'hôpital Saint-Louis, salle Saint-Jean, n° 35 (service de M. le D<sup>r</sup> Vidal).

Ce malade n'a pas d'antécédents héréditaires morbides. Il a eu dans son enfance, à l'âge de deux ans, des adénites suppurées, et des abcès multiples (jambe, etc...). A 26 ans, il a été atteint de la fièvre typhoïde. En 1857, il a contracté la syphilis. L'accident primitif a été suivi d'accidents secondaires : plaques muqueuses, angine, etc... Depuis lors, il est sourd. Il se plaint, ces jours-ci, de douleurs vagues, de courbature générale, de maux de tête. Léger degré d'alcoolisme occasionné par les excès de boisson datant de longtemps. Actuellement, le malade boit peu.

Il entre à l'hôpital pour les motifs suivants : depuis deux mois, il a perdu l'appétit ; ressent de violents maux d'estomac, et a de fréquentes envies de vomir. Il se sent très fatigué. En même temps, il porte une éruption à la jambe gauche : elle a débuté par la partie externe, par une petite plaque, il y a 20 ans. M. Bazin, qui l'a soigné il y a 15 ans, lui a donné de l'iodure de potassium et de la salsepareille. Il y a six mois, reçu dans le service de M. Hillairet, on lui a fait prendre de l'arsenic et on a mis sur sa jambe une « pommade blanche. »

La paroi postérieure du pharynx est décolorée, comme cicatricielle. A la partie postérieure du bras gauche, sur la phalange du médius, à la partie interne de l'humérus, on trouve plusieurs cicatrices adhérentes à l'os sous-jacent. Le dos présente deux taches pigmentaires. La jambe droite est parsemée de cicatrices syphilitiques.

Toute la partie antéro-externe de la jambe gauche est occupée par une éruption irrégulière, reposant sur un derme épaissi, parsemé de sillons perpendiculaires les uns aux autres. Les points où le derme est le plus épaissi sont rosés, recouverts de squames épidermiques très fines, très adhérentes aux parties sous-jacentes. A ce niveau, l'induration de la peau est telle qu'elle est presque scléreuse. Tout autour la peau est jaunâtre. Le malade accuse de vives démangeaisons.

Il s'agit ici du lichen pilaris « par altération fonctionnelle, » de Bazin, d'un *lichen planus corné*.

*Traitement.* Frictions avec le savon noir.

17 mai. Le malade va beaucoup mieux. Les parties sont lisses. Les démangeaisons sont moins vives : l'épaississement de la peau persiste.

OBSERVATION XVIII.

Recueillie par M. Brocq, interne du service.

Le nommé D..., âgé de 56 ans, fumiste, entre le 20 octobre 1881, à l'hôpital Saint-Louis, salle Saint-Jean, n° 50 (service de M. le Dr Vidal.)

Ce malade a eu pendant sa jeunesse des conjonctivites chroniques répétées. A vingt ans, il a contracté une blennhorragie et des chancres simples. Il avoue avoir fait autrefois des excès de boisson. Plus récemment, il a été atteint deux fois de pneumonie : il tousse beaucoup et est très oppressé depuis quelque temps. Depuis six à sept mois, sa langue est malade : une petite plaque blanche s'est montrée sur la face dorsale de l'organe, et s'est peu à peu agrandie.

L'éruption qu'il porte à la jambe remonte à 25 ans : elle a commencé par un bouton semblable à ceux qu'il a maintenant, prurigineux, mais qui n'a jamais suinté.

Actuellement, dans le cuir chevelu, il existe plusieurs petites plaques arrondies ou triangulaires, rouges, sur lesquelles on voit très distinctement l'orifice des follicules pileux. Les poils sont tombés. A côté existent d'autres plaques, blanchâtres, et sans traces de follicules.

La partie antérieure de la langue est lisse, coupée de sillons qui dessinent des losanges et des carrés irréguliers, comme dans la syphilis. En certains points, l'épiderme est blanchâtre, épais. Le malade y ressent quelques picotements. M. Vidal pense qu'il s'agit ici d'une glossite scléreuse syphilitique.

Sur la partie latérale gauche du tronc, se trouvent deux ou trois papules livides, volumineuses, peu desquamatives à leur surface, mais très prurigineuses.

A la partie antéro-supérieure de la jambe gauche, éruption formée par des papules semblables, constituant de véritables tubercules, grâce à l'épaississement considérable du derme. Les papules, recouvertes de fines squames, disposées en lamelles, y composent des groupes irréguliers, de formes variables. La peau, à ce niveau, est très indurée. A la périphérie des papules les plus volumineuses, on en trouve de plus petites, les unes disposées autour des poils, les autres dans leurs intervalles. Les plus superficielles sont lisses, jaunâtres.

Râles sibilants dans la poitrine.

*Traitement.* Deux cuillerées par jour de sirop de quinquina bi-ioduré. Savon de potasse sur les jambes matin et soir. Le jour, diachylon. Salsepareille,

Le malade ne veut pas rester à l'hôpital. Il vient toutes les semaines pour se faire examiner.

Au bout d'une semaine la langue va beaucoup mieux, ce qui prouve la nature syphilitique de l'affection de cet organe. Le lichen planus, qui avait été tout d'abord fort modifié, ne bouge plus.

OBSERVATION XIX.

Due à l'obligeance de mon excellent collègue et ami le docteur Brocq.
(Résumée.)

Il s'agit d'un homme portant depuis huit mois à la jambe gauche une lésion cutanée caractérisée par : un épaississement limité, énorme, hypertrophique, avec saillie des papilles (presque papillomateuses), placé à la partie antéro-externe de la jambe. (Siège de prédilection du lichen plan corné.) A côté de cette plaque de quatre centimètres de haut sur cinq centimètres de large, on voit une cicatrice d'une éruption semblable, blanche, lisse, parsemée d'orifices folliculaires brunâtres. Tout autour, pigmentation brunâtre, lie de vin, de la peau qui est épaissie, scléreuse et immobile sur les parties sous-jacentes. — Lichen planus vrai, à la ceinture.

OBSERVATION XX.

Due à l'obligeance de mon excellent collègue et ami le docteur Brocq.
(Résumée.)

Homme de 45 ans, porteur à la partie antéro-externe de la jambe droite, d'une plaque, large comme la paume de la main, d'un rouge livide, inégale, rugueuse ; constituée par l'épaississement de la peau. Tout autour d'elle, papules plates à facettes, disposées autour des poils, un peu surélevées sur les parties voisines.

L'affection remonte à dix-huit mois. Sur la jambe gauche on trouve une lésion semblable, à peu près symétrique, par rapport à celle du côté droit. Les démangeaisons sont assez vives.

Le malade a été soumis trois semaines au traitement par le glycérolé tartrique. Il n'y a absolument aucune modification.

## OBSERVATION XXI.

### (Personnelle.)

Le nommé X... (Léon), âgé de 34 ans, confiseur, se présente à nous, le 2 mai 1883, envoyé par M. le D<sup>r</sup> Vidal.

Rien à signaler dans ses antécédents héréditaires ou personnels. En dehors de l'affection qui l'amène à l'hôpital, le malade jouit habituellement d'une bonne santé. Il n'est point sujet aux migraines, mais il est d'un tempérament nerveux, impressionnable. La maladie actuelle a débuté il y a 10 ans, à la suite d'une émotion violente. Des boutons se sont montrés au niveau des jambes, qui sont encore atteintes. Il en est même apparu sur le reste du corps, mais ils n'ont point persisté. Les démangeaisons étaient très vives. L'éruption n'a jamais suinté. Il y a 8 mois, le malade vint consulter M. Vidal, qui le soumit au traitement suivant: glycérolé d'amidon en applications locales, arsenic à l'intérieur. Depuis quatre mois le malade a cessé tout traitement interne.

*Etat actuel.* — 2 mai 1883. La tête et le cou sont sains. Acnée polymorphe du dos. Sur la face antérieure de l'avant-bras droit, on voit deux ou trois papules brunâtres, de forme aplatie, polygonales, rugueuses au toucher, prurigineuses et excoriées à leur surface. Elles ont la grosseur d'une petite lentille. Plus petites sont celles qu'on trouve à droite et près du coccyx. Elles ne dépassent point les dimensions d'une tête d'épingle et présentent les mêmes caractères que celles de l'avant-bras; seulement, sur certains on voit très nettement émerger un poil placé au centre de la papule.

A la partie supérieure et externe de la cuisse droite, on note un groupe de papules isolées les unes des autres, disposées sans ordre, très peu prurigineuses; mais analogues, comme coloration, aux tubercules lupiques. La peau, à leur niveau, n'est ni infiltrée, ni épaissie.

Sur toutes les cuisses on trouve des papules excoriées, et des lésions de grattage.

La lésion la plus intéressante occupe le creux poplité gauche. Elle consiste en une large plaque, arrondie, grande comme la paume de la main. Le centre même de la plaque est blanc, lisse et recouvert d'une desquamation grisâtre, assez adhérente. Les bords, au contraire, dans une largeur d'un travers de doigt environ, sont bosselés, violacés. On y distingue très nettement une série de petites dépressions, grosses comme une pointe d'aiguille, et qui donnent à ces bords l'aspect en écumoire. Des plis nombreux, assez profonds, découpent en losanges irréguliers la surface de la plaque. La peau offre un épaississement considérable, d'au moins 4 à 5 millimètres. Le prurit est très marqué, surtout le soir, quand le malade se couche, et la nuit. Aucun suintement. A la périphérie de cette énorme lésion, les téguments sont brunâtres, comme pigmentés, épaissis, mais à un degré moindre que sur la plaque. On la voit parsemée de nombreux petits éléments qui rappellent en tout point les papules décrites plus haut sur les avant-bras. Quelques-unes sont en contact avec les bords même de la large plaque, et se confondent en partie avec elle. Certaines sont cicatrisées. Enfin, toujours dans le voisinage, existe une petite plaque, de la largeur d'une pièce de 20 centimes, bleuâtre, offrant tous les caractères de la grande, et laissant voir plus nettement encore, sous forme de piqûres d'épingle, les dépressions folliculaires. Près de la tubérosité antérieure du tibia gauche, et au-dessous du condyle interne du fémur, on voit une petite plaque, comme une pièce de 1 franc, absolument lisse et unie au toucher, comme nacrée, parcourue de sillons parallèles à sa surface, et reposant sur un derme épaissi. Sans nul doute, il s'agit là d'une plaie de lichen plan corné, en voie de guérison, car, d'une part, le malade affirme qu'il y a eu en ce point une lésion analogue à celle qu'il porte au creux poplité, et, d'autre part, on retrouve à la périphérie de la plaque les papules que nous avons déjà décrites à l'avant-bras. Pas de ganglions inguinaux.

Les mêmes éléments, disséminés et excoriés, se retrouvent sur les jambes; mais ils sont assez peu nombreux, et souvent disposés suivant des lésions de grattage.

Le malade n'a pas de véritables varices, mais sur les membres inférieurs et surtout à gauche, on voit à la surface des membres de nombreuses varicosités.

Les démangeaisons sont encore assez vives, mais moins qu'elles ne l'ont été au début.

Le malade transpire légèrement. L'état général est bon.


### OBSERVATION XXII.

Lichen planus développé sur la jambe droite, au niveau d'une véine variqueuse. Lichen du cuir chevelu (contenue dans la thèse d'Heguy).

Le nommé B..., âgé de 27 ans, garçon boulanger, entre à l'hôpi-

tal Saint-Louis, service du D<sup>r</sup> Vidal, le 6 mai 1880. Il dit n'avoir
jamais été sérieusement malade. Ses parents se portent bien. Pas
de manifestation, de scrofule, pas de syphilis. Il est légèrement alcoolique. Il dit être sujet depuis son enfance à des migraines violentes; quand il souffre de la tête, il ne peut, dit-il, rien digérer.

Bien qu'il n'ait jamais eu d'attaque rhumatismale bien franche, il
se plaint de douleurs vagues dans les articulations, qu'il attribue
aux imprudences qu'il fait lorsque, après avoir fini son travail, il
s'expose à l'air sans être suffisamment vêtu.

Depuis deux ans, il a une varice à la jambe droite; elle a pour
siège la veine saphène interne, qui, dit-il, s'est dilatée progressivement de bas en haut; aujourd'hui, la dilatation variqueuse a atteint
la partie moyenne de la face interne de la cuisse.

Il est fort, nerveux, facilement impressionnable; il tremble à la
moindre émotion; quand nous l'interrogions, il avait une parole
saccadée et ne cessait de se mouvoir sur son lit.

Il y a vingt mois, il lui survint à la partie inférieure de la jambe
droite, sur la dilatation veineuse, un petit bouton rouge qui lui occasionnait une démangeaison très vive; à côté de ce bouton, à peine
perceptible, il lui en sortit plusieurs autres dans l'espace de quelques jours; mais ils étaient tellement rapprochés les uns des autres,
qu'ils ont formé bientôt une plaque de la largeur de 20 centimes;
cette plaque, qui atteint aujourd'hui les dimensions d'une pièce de
50 centimes, est violacée, ronde, à contours bien délimités, légèrement saillante, mais s'accompagnant d'une induration assez profonde du tégument à son niveau. Cette plaque lui occasionnait des
démangeaisons violentes.

Un à deux mois après, une nouvelle papule apparut un peu plus
haut, mais affectant toujours le même rapport avec la saphène; elle
fut suivie de l'apparition de nouvelles papules qui, comme les premières, ne tardèrent pas à se grouper et à former une plaque ayant
les mêmes caractères que celle que nous venons de décrire. Le malade en possède actuellement six sur la jambe; les plus supérieure-
ment placées sont les plus récentes; depuis trois mois, il s'en est
formé une autre sur la partie inférieure de la cuisse; elles sont placées comme les autres, au niveau de la saphène; plus haut, au-dessus de ces plaques, on voit quelques papules isolées qui ont paru
depuis quelques jours et que le malade dit ressembler entièrement
à celles qui se sont développées précédemment; aussi redoute-t-il
déjà d'avoir au niveau de ces papules une nouvelle plaque à cause
des démangeaisons insupportables qu'elles provoquent. Ces papules
isolées sont plates, ombiliquées, mais peu luisantes. Les plaques
présentent à leur surface une grande quantité de petits orifices; elles

sont plus sensibles à la piqûre de l'épingle que les parties saines de la peau voisine, qui ne présente pas d'ailleurs d'altération bien marquée. L'éruption est tout à fait sèche. Il n'existe pas de desquamation ; mais on voit, au niveau de quelques points de l'éruption, l'épiderme légèrement ridé, formant des traînées blanchâtres, brillantes. Le malade ressent surtout des démangeaisons lorsqu'il reste debout, même sans se livrer à un exercice quelconque. Mais un des points les plus curieux, c'est l'existence d'une plaque de lichen planus sur le cuir chevelu, au niveau du sinciput. M. Vidal, en portant le diagnostic, a particulièrement insisté sur cette localisation, qui n'a pas encore été signalée. Le malade paraît être légèrement hypochondriaque et croit être plus malade qu'il ne l'est en réalité.

*Diagnostic.* — Lichen planus corné.

*Traitement.* — Pendant huit jours, on lui fait des applications de pommade au glycérolé tartrique et on lui donne des bains vinaigrés. Le malade nous a dit que ses démangeaisons ont beaucoup diminué. Mais l'éruption est à peine modifiée. Il quitte l'hôpital le dixième jour de son entrée.

OBSERVATION XXIII.

Erasmus Wilson. Maladies de la peau.

Une dame, âgée de 57 ans, a été atteinte de lichen planus pendant six ans. L'éruption était placée sur la face des poignets, au pli du coude, dans l'aisselle et sous une forme marquée autour de la circonférence entière du périnée, de la vulve et de l'anus.

Sur la face des poignets, il y a quelques papules dispersées, tandis que dans les autres parties les papules ont pris un caractère centrifuge et marginé, formant des cercles de forme irrégulière, entourant une surface de peau saine sur lesquelles les papules se sont affaissées et ont disparu.

Le plus remarquable caractère de l'éruption, dans ce cas de longue durée, est l'épaisseur, la dureté et la blancheur de la couche d'épiderme parcheminée des papules. Aux poignets, le plateau épidermique blanc et opaque est entouré par une bordure de rougeur. Au pli de l'avant-bras, le lichen forme des cercles presque continus avec très peu de rougeur. Autour du périnée et à l'aine, l'épaisse couche blanche d'épiderme formé une bande d'un quart de pouce de largeur, dure au toucher et qui gêne pour s'asseoir comme si un morceau de parchemin sec était glissé sous la peau. La surface des cercles aux plis des coudes et des aisselles est claire et pâle à cause du manque de nutrition de la peau, tandis que la surface des ronds du périnée est touchée de pigments bruns et rongée par la concrétion de l'exsudation séborrhéique. Un très léger prurit a accompagné l'éruption ; il n'y a rien aux mains, aux pieds et aux ongles.

La malade rapporte son affection « au changement de vie ». Environ dix ans auparavant, elle souffrait cruellement d'un prurit du vagin et, quand le prurit cessa, une éruption apparut sur la partie extérieure de la vulve et des aines, qui ressemblait à un eczéma. Le lichen planus arriva ensuite, et dernièrement cette dame a éprouvé une sensation douloureuse de prurit sur le devant de la poitrine.

### 3° Lichen plan aigu.

Nous avons décrit, jusqu'ici, un lichen plan à marche chronique, mettant des mois, parfois des années à se produire, procédant par poussées successives, et par intermittences. Dans des circonstances tout à fait opposées, on voit l'éruption se faire avec une rapidité très grande. En quinze jours, en huit jours, en cinq jours même (observation XXIV), les papules sont sorties, les plaques se sont formées, et la maladie, au lieu de se localiser dans une région déterminée, a envahi du premier coup toute la surface du corps. Il y a là, évidemment, un caractère d'acuité qui n'existe point dans notre première forme, et sur lequel nous devions insister dès le début, car il justifie à nos yeux la division que nous avons établie en tête de ce travail. Voyons maintenant en quoi la forme aiguë diffère de la forme chronique.

Comme début, sauf bien entendu sa rapidité, nous n'avons rien à noter. Cependant, dans un cas (observation XXV), l'éruption a été annoncée par une sensation de froid généralisée.

A la *période d'état* de la maladie, nous retrouvons les papules et les plaques déjà décrites. Nous ne ferons qu'indiquer, chemin faisant, les différences qu'elles peuvent présenter ici.

Les papules n'ont rien de spécial, sauf leur *coloration*. Celle-ci, au lieu d'être d'un rouge jaunâtre, est d'un rouge intense, foncé, disparaissant à la pression du doigt, en laissant après lui une teinte ocréuse. Le brillant est moins marqué. Les plaques, résultat de la confluence des papules, sont nombreuses, larges, et recouvrent presque toute l'étendue du corps, séparées l'une de l'autre par quelques intervalles de peau respectée par l'éruption, mais plus ou moins rouge et érythémateuse (chez la malade qui a fait l'objet de l'observation XXV, une immense nappe rouge recouvrait les fesses et les reins ; mais nous devons ajouter qu'elle avait fait usage de pommades irritantes). La main, appliquée à leur niveau, y constate un certain degré d'hyperthermie, parfois très accusé, et une sensibilité anormale. Le toucher, le frôlement par les habits sont douloureux. Sur certaines plaques, les papules juxtaposées sont encore visibles ; sur d'autres, au contraire, elles sont si intimement unies qu'on ne peut plus les distinguer. La peau qui les supporte est certainement moins épaissie que dans le lichen corné, mais, à coup sûr, elle l'est plus que dans le lichen plan chronique ; il en est de même du *prurit* et de la *desquamation*. Celle-ci est toujours formée de squames fines, blanches purpuracées, mais elle est ici plus abondante, et s'observe sur presque toutes les plaques. Qu'on nous permette de montrer l'importance que pourrait acquérir, en l'espèce, l'existence de cette abondante desquamation.

Certains auteurs, entre autres, Buchanan Baxter, ont rapporté des cas de lichen terminés par une exfoliation épidermique généralisée. Or, dans la forme aiguë que nous étudions maintenant, ce qui prédomine, en somme, c'est l'acuité dans la marche de la maladie, et cette acuité est en rapport avec une congestion du derme plus marquée que dans la forme chronique. Cette congestion, à son tour, nous explique l'intensité plus grande de certains symptômes : rougeur vive des papules et des plaques ; chaleur et sensibilité à la main ; violence du prurit, abondance de la desquamation.

Hé bien ! qu'on suppose un degré de plus, et on comprendra la possibilité de la *terminaison* signalée par Buchanan Baxter, et qui correspond à l'*herpétide exfoliatrice* de Bazin, consécutive au lichen ruber, dans le cas présent. Certes, nous sommes loin d'affirmer qu'il puisse en être ainsi ; mais nous croyons devoir publier l'observation suivante :

Lichen ruber se transformant en dermatite exfoliatrice généralisée. Emaciation et disparition des forces. Guérison par le traitement. Mort pendant la convalescence, causée par le typhus.

P... (L.), âgé de 7 ans, me fut apporté à Evelina-Hospital pour les enfants malades, le 25 novembre 1872. Sa mère raconte qu'il avait subi une seconde attaque de scarlatine quelques jours avant et desquama en entier. Pas d'albuminurie consécutive, la santé avait toujours été bonne. Il n'y avait pas de maladie de peau dans la famille, pas d'apparence de contagion syphilitique. La maladie actuelle commença il y a trois semaines, lorsqu'on remarqua que sa

Lavergne. 5

face était un peu couverte de croûtes. Au même moment, on remarqua des taches sur son dos. C'était un enfant bien nourri, paraissant bien portant, d'une belle constitution, avec une chevelure soyeuse. La peau de la face, cou et oreilles, était d'une teinte rouge uniforme et basanée, un peu infiltrée, l'épiderme s'exfoliait en larges flocons blancs. L'infiltration s'étendait bien dans les conduits anditifs externes des deux côtés et prenait les paupières. Le cuir chevelu était couvert complètement de petites écailles argentées, pas de peau saine n'étant perceptible, à l'exception des cheveux.

Les poils du cuir chevelu, aussi bien que ceux des sourcils et des cils, paraissaient normaux et ne tombaient pas facilement quand on les tirait.

Le dos était occupé par une plaque fort large, qui s'étendait du cou au bord supérieur des fesses en bas et de chaque côté à quelque distance de la ligne médiane. Elle était à peu près symétrique par rapport à l'épine dorsale. La surface malade était recouverte de squames larges, blanches.

En les enlevant par le grattage, on voyait la peau grandement infiltrée d'un rouge sombre, presque d'une teinte cuivrée. Sa surface était aréolée, montrant assez clairement que les plaques étaient constituées d'un grand nombre de papules très agrégées ou confluentes.

Autour des extrémités de cette plaque écailleuse, spécialement en bas, où l'éruption était le plus récente, étaient dispersées plusieurs papules discrètes en groupe de dix à douze. Ces papules étaient d'un rouge plus brillant et plus vif, polygonales, avec des sommets aplatis et des bords escarpés, larges, extrêmement dures. Elles ne faisaient que commencer à devenir écailleuses. La peau, entre elles, était tout à fait normale; elles n'étaient pas entourées d'une aréole, leur rougeur était strictement limitée à leur propre substance.

L'éruption s'étendit avec beaucoup des mêmes caractères autour de la poitrine jusqu'au devant sur le sternum; elle forme une plaque écailleuse autour des mamelons et de l'abdomen; elle était papuleuse, les papules étant, soit solitaires, soit agminées. Elle passa latéralement de chaque côté du scrotum pour rejoindre une plaque écailleuse symétrique sur le bord inférieur de la région fessière.

Les aisselles étaient couvertes d'une façon épaisse; les bras, dans leur partie supérieure, avaient beaucoup de papules sur leur surface de flexion, papules qui devenaient plus épaisses et devenaient écailleuses sur le pli du coude. Du coude au poignet, l'avant-bras, sur son bord cubital, était écailleux sur une base infiltrée d'un rouge brillant. Sur la surface de flexion, vers sa partie inférieure, les papules devenaient confluentes, sur le poignet la peau était fissurée. La peau des mains était rouge, brillante et luisante; elle était rude et avait perdu sa souplesse naturelle, l'épiderme se desquamant en écailles d'une grandeur considérable. Les plis interdigitaux étaient profondément fissurés. Sur la face dorsale des doigts et des mains, étaient de nombreuses papules discrètes et confluentes. Les ongles n'étaient pas atteints. Les cuisses étaient presque indemnes d'éruption. Juste au-dessous de la rotule était une plaque ovale écailleuse, non différente du psoriasis.

Les plantes des pieds étaient d'un rouge brillant, infiltrées ; ni desquamation, ni fissures. La rougeur et l'infiltration s'étendaient sur la surface dorsale des orteils, mais non sur celle des pieds ou des chevilles. Les ongles étaient normaux.

L'éruption était partout absolument sèche. La membrane muqueuse de la bouche et de la gorge était normale. Il n'y avait pas d'anémie, pas d'engorgement glandulaire, pas de fièvre, ni de trouble constitutionnel. L'urine ne contenait pas d'albumine. Il y avait à peine de démangeaisons, mais beaucoup de cuisson et de fourmillement.

Une semaine plus tard, on prit la note suivante :

« L'enfant paraît décidément plus maigre et plus faible que jamais. La couleur des plaques est décidément moins vive, une sous-teinte jaunâtre ou brunâtre étant partout·mêlée au rouge. L'infiltration est elle-même moins marquée qu'elle ne l'était. Les papules isolées pour la plus grande partie se sont réunies avec les plaques plus larges ; celles qui ont conservé leur indépendance ont perdu un peu de leur dureté et de leur physionomie abrupte caractéristique. Il n'en est pas survenu de nouvelles. Ongles encore normaux. Desquamation très profuse. Lorsqu'on enlève la chemise de l'enfant, il tombe une pluie de larges flocons papyracés. Sa mère dit que ses draps en sont remplis le matin. »

Dᵣ Tagger, qui était alors mon collègue, voulut bien voir le malade avec moi et me dit qu'à son avis ce cas en cet état pourrait bien être un cas de « psoriasis aigu ».

12 décembre. La rougeur et l'infiltration ont été observées en décroissance. La desquamation était encore très abondante, mais les écailles étaient petites et semblables à du son. Les ongles commençaient à présenter des signes de participation au processus morbide ; la portion basilaire de chaque ongle était tout à fait molle.

Le 19. La rougeur était limitée aux paumes des mains et à la plante des pieds. La peau, dure et rigide, était maintenant très gercée vers les pieds et les mains et derrière les oreilles.

2 janvier 1873. La peau était partout souple, quoique une abondante desquamation furfuracée masquât les progrès de l'amélioration. Les rhagades étaient guéries. Même la peau des mains, qui avaient été aussi dure qu'une tranche de lard, était maintenant tout

à fait souple, quoique encore d'une teinte rouge sombre. L'enfant était d'une maigreur et d'une faiblesse alarmantes.

20 février. L'éruption était presque disparue. Les parties de la peau qui avaient été infiltrées étaient encore sèches et légèrement pityriasiques. Le cuir chevelu était encore recouvert de lamelles semblables à du son. Les ongles étaient en train de tomber. L'enfant était émacié et affaissé; il commençait à prendre de la nourriture mieux qu'il ne l'avait fait jusqu'ici.

Je n'ai jamais vu depuis le malade. Vers le milieu de mars, il fut pris de fièvre; son médecin fit le diagnostic du typhus; quoi que cela ait pu être, cela le tua en très peu de jours. Sa maladie de peau ne paraît pas avoir récidivé.

Du 25 novembre au 30 janvier, il fut traité avec des bains chauds et des onctions de pommade au benzoate de zinc, et il prit de la solution de Fowler à l'intérieur. Pendant le mois de février, il ne prit que de l'huile de foie de morue. Comme c'était un malade du dehors, sa température ne fut prise qu'à de rares intervalles et toujours le matin ; elle n'a jamais dépassé 100°.

En dehors de cette terminaison assurément très exceptionnelle, la forme *aiguë* du lichen plan aboutit à la *guérison*. Celle-ci survient au bout d'un temps variable, suivant que l'affection a ou n'a pas été traitée. La maladie, en effet, après avoir débuté brusquement, après s'être rapidement généralisée, revêt une marche lente, semblable à celle du lichen chronique d'emblée. Ici aussi, la guérison est suivie de *pigmentation* de la peau.

---

*Observations de lichen planus aigu.*

### OBSERVATION XXIV.

Lichen aigu généralisé. Bains sulfureux. Guérison.
Due à l'obligeance de M. le docteur Lailler.

X..,, âgée de 15 ans, passementière, entrée à l'hôpital Saint-Louis le 21 octobre 1864, salle Saint-Thomas, lit n° 15.

Pas de gourme ; quelques glandes dans le cou. Dispositon à la blépharite ciliaire. Rien dans sa famille. Pas encore réglée. Bonne santé antérieure. N'a jamais eu de maladie de peau.

Il y a quinze jours, a apparu sur la poitrine une petite dartre arrondie, grosse comme une pièce de 50 centimes.

Vives démangeaisons. La malade se gratte beaucoup. L'éruption se développe rapidement et en cinq jours occupe toute la surface du corps, sauf la tête.

*État actuel.* — La malade présente sur la poitrine une éruption de lichen bien caractérisée. En cet endroit, on remarque des plaques arrondies rouge clair, saillantes, à bords nets, avec une desquamation furfuracée, sèche et blanche. La coloration de l'éruption est d'un rouge clair tirant sur le jaune. A côté de ces plaques on en voit de plus petites, et enfin une quantité innombrable de petits boutons rouge clair, isolés, saillants. Même éruption aux jambes, bras, dos et cou. Rien à la figure. Démangeaisons très vives.

28 octobre. Bains sulfureux tous les deux jours.

2 novembre. Eruption disparue sur le thorax. Il n'en reste plus qu'aux jambes.

Le 17. Sortie guérie entièrement.


## OBSERVATION XXV.

### Lichen plan aigu (personnelle).


La nommée N..., âgée de 30 ans, se présente le 25 avril 1885, à l'hôpital Saint-Louis (service de M. le professeur Fournier).

Rien à signaler dans les antécédents héréditaires.

*Antécédents personnels.* — Adénites cervicales et maux de gorge pendant l'enfance. Douleurs articulaires vagues à l'âge de 13 ans. Fièvres intermittentes à 20 ans, à Bordeaux, pendant trois ou quatre mois. Scarlatine quelque temps auparavant. Elle n'a jamais eu de maladies de peau, ni de maladie vénérienne. Elle est régulièrement réglée depuis l'âge de 17 ans. Elle s'est mariée à 20 ans ; a eu trois enfants. Le dernier, nourri à la campagne, est mort à 10 mois, après avoir eu sur le corps de grandes « plaques rouges qui coulaient beaucoup ». Depuis sa dernière grossesse, la malade a des varices.

Normalement, la malade a un petit appétit. Elle n'a pas de vomissements. Les fonctions intestinales s'accomplissent régulièrement. Non sujette aux migraines, elle est surtout excessivement nerveuse. Elle a eu quelquefois de véritables attaques d'hystérie, la première à l'âge de 15 ans. On note chez elle plusieurs manifestalions de cette névrose (boule, clou, ovarie). Elle rit et pleure très facilement.

L'affection actuelle a débuté depuis deux mois seulement, au dire de la malade; toutefois, elle avoue ne pouvoir donner une date précise. C'est aux jambes et surtout à la jambe gauche (la plus variqueuse) que l'éruption a apparu, précédée de démangeaisons vives et d'une sensation de froid généralisée. Quand la malade y a regardé pour la première fois elle a vu une plaque rouge de la dimension d'une pièce de 1 franc. Peu à peu l'éruption a gagné les avant-bras, les bras, le dos, et s'est enfin presque généralisée en quinze jours.

*Etat actuel.* — 25 avril 1883. Pityriasis assez abondant du cuir chevelu. Quelques ganglions occipitaux. La face est saine ; léger degré de blépharite.

*Cou.* — A la face postérieure, vers la ligne médiane, papules de lichen plan très nettes, isolées ou groupées, et tendant à former des plaques rouges. Les papules sont très visibles, même sur les plaques, qu'elles constituent par leur influence. Le même fait se voit très nettement au niveau des parties latérales droites du cou, où existent quatre larges plaques de même coloration.

*Poignut gauche.* — Trois ou quatre petites papules acuminées, rangées en lignes, et développées probablement sur des lésions de grattage.

*Avant-bras gauche.* — A la partie inférieure, sur la face dorsale, papules acuminées, qui deviennent presque confluentes à la partie moyenne de l'avant-bras. Elles ne sont ni lisses, ni aplaties, ni brillantes, comme les papules caractéristiques du lichen plan. Elles prennent tous ces caractères au point où elles deviennent confluentes, et constituent sur la face dorsale de l'avant-bras une large plaque rouge, légèrement enflammée, disparaissant presque complètement à la pression, reposant sur un derme épaissi. Les papules, distinctes sur les bords, ne le sont plus au centre. La rougeur uniforme est sillonnée de plis obliques, dirigés de droite à gauche ou de gauche a droite, de telle sorte que la surface de la plaque, regardée avec une certaine incidence de lumière, paraît divisée en petits quadrilatères. Elle est recouverte d'une fine desquamation pityriasique, blanche, fine. La plaque est très sensible au toucher et, au moindre grattage, elle est douloureuse. Le prurit, très fort les premiers jours, a un peu diminué depuis que la plaque est enflammée.

A la face palmaire, les petites papules caractéristiques du lichen plan sont très visibles. Lisses, brillantes, on les voit commencer par de tout petits points excessivement fins, de la grosseur d'une pointe d'épingle, s'agrandir progressivement et arriver à constituer les petites papules que nous avons décrites. Il est impossible de dire si ces dernières se forment autour des follicules pileux ; mais elles se groupent et forment des plaques d'aspect et d'étendue variables. Sur les plus petites, les papules sont encore distinctes; sur les plus grandes, on ne voit qu'une surface rouge reposant sur une peau épaissie et légèrement squameuse. D'une façon générale, la face palmaire de l'avant-bras est beaucoup moins atteinte par l'éruption que sa face dorsale.

*Avant-bras droit.* — Sur sa face dorsale, large plaque rouge, symétrique par rapport à celle de l'avant-bras gauche, siège d'une chaleur très notable à la main, à bords irréguliers, sinueux, assez nets. Il est probable que cette plaque a été irritée artificiellement par un traitement intempestif, car les bords paraissent beaucoup trop réguliers pour être le fait d'une simple éruption lichénoïde. Les papules n'y sont plus reconnaissables. La surface de la plaque desquame légèrement; elle est incontestablement enflammée. Les caractères de l'éruption ne reparaissent qu'au niveau du coude. On retrouve là, ainsi qu'à la face antérieure de l'avant-bras, les papules typiques du lichen plan, avec les caractères sus-indiqués.

*Bras droit.* — Sur la face dorsale et dans la moitié inférieure du bras, large plaque rouge, de couleur uniforme, parcourue de sillons peu visibles, absolument sèche. Sur ses bords on retrouve les petites papules plates à sommet lisse et luisant, en partie isolées, en partie confluentes, de telle sorte qu'il est incontestable que la large plaque rouge et squameuse est due à leur réunion. Un peu plus haut, sur la face externe du bras, on voit des plaques semblables de dimensions plus petites.

Vers l'épaule, les papules sont de plus en plus isolées, de moins en moins groupées. A la partie antérieure et interne du bras, on en voit de séparées, qui ont pour caractère d'être très légèrement saillantes. C'est à peine si, quand on passe le doigt sur elles, on sent, à leur niveau, un léger ressaut. Leur contour, assez irrégulier, dessine cependant un ovoïde ou un petit pentagone. Leur grosseur varie entre un demi-millimètre et 1 millimètre et demi. Plus elles sont volumineuses, plus elles sont colorées. Leurs bords assez nets sont un peu plus foncés que le centre, qui est en général aplati, lisse, brillant, non squameux.

Cependant, sur certaines d'entre elles, situées à la partie interne du bras et rangées linéairement, on voit à la partie centrale de la papule une petite squame blanche très fine, surtout apparente, lorsque 2 ou 3 petites papules se réunissent au premier abord; quand on tend la peau, on croirait voir de petits tubercules de lupus, mais il n'y a pas d'infiltration profonde.

*Bras gauche.* — Lésions semblables absolument symétriques. La rougeur est moins intense. A la face postérieure et à la face interne les papules de lichen sont plus nombreuses, et plus confluentes que sur le bras droit.

*Pied gauche.* — Durillon à la face palmaire. A la face dorsale, les papules ont perdu leurs caractères distinctifs. Pareilles à des tubercules lupiques, formant un léger relief, lisses, elles sont plus volumineuses qu'ailleurs, et varient comme grosseur de la dimension d'une tête d'épingle à celle de 3 millimètres au moins. Plusieurs portent de petites squames fines, nacrées. Les plus petites en sont dépourvues. De couleur rougeâtre, celle-ci disparaît par la pression en laissant après elle une teinte ecchymotique vers les bords, jaunâtre vers le centre. Sur beaucoup, cette dernière teinte seule persiste. Les papules, quoique disséminées sur toute la face dorsale du pied, forment quatre groupes principaux qui, en se réunissant à leur tour, tendent à former une plaque circinée de 4 centimètres de diamètre, avec de petites papules au centre.

Au cou-de-pied, on trouve des plaques rouges assez lisses, reposant sur une peau un peu infiltrée, et recouverte d'une desquamation purpuracée, sèche, assez abondante.

*Jambe gauche.* — La face interne et postérieure du mollet présente une énorme plaque rouge avec un derme très épaissi, très infiltré, ressemblant au premier abord à de l'eczéma sec, mais à de l'eczéma avec infiltration profonde de la peau. La surface de la plaque, recouverte d'une fine desquamation pityriasique, est sillonnée de plis qui forment, en se coupant, une sorte de carrelage. Les papules n'y sont plus reconnaissables. Les parties ont été fortement irritées. D'ailleurs, il existe un œdème considérable, la malade a des varices.

Sur la face antérieure de la jambe, plaques irrégulières, assez larges, laissant entre elles des intervalles de peau saine, d'un rouge vif, et sans papules visibles. Tout le long de la jambe, lésions de grattage. En somme, à ce niveau, on ne distingue pas une seule papule.

*Genou gauche.* — Sur sa face externe, plaque offrant les caractères du lichen ruber. Celle-ci, qui se prolonge sur toute la face externe de la cuisse, présente les caractères suivants : rougeur intense du derme, disparaissant à la pression, laissant après elle une teinte jaunâtre sous le doigt ; épaississement de la peau, à un degré tel que les bords de la plaque font une saillie notable sur les parties saines ; existence à la surface de la plaque de sillons obliques d'arrière en avant et d'avant en arrière, et qui, par leurs intersections, délimitent de petits losanges ; desquamation pityriasiforme, douleur légère à la pression. La plaque est un peu enflammée.

*Pied droit.* — Papules sur la face dorsale, très petites, au niveau de la malléole interne, elles tendent à se grouper en cercles de

2 centimètres et demi de diamètre environ. Au niveau de la malléole externe, elles forment une large plaque.

*Jambe droite.* — La partie postérieure du mollet est recouverte de grands placards rouges, enflammés, furfuracés, avec épaississement de la peau. Le fond est très irrégulier.

La face externe du *genou* droit, le creux poplité, les faces antérieure, externe de la *cuisse* du même côté, présentent de larges plaques offrant la teinte caractéristique du lichen ruber, avec le quadrillage de la peau absolument semblable à ce que nous avons décrit du côté gauche. A leur périphérie, on voit des papules isolées de lichen plan, et de plus, il est très facile de voir, notamment au-dessus du tendon rotulien, qu'elles débutent autour des follicules pileux, et qu'elles deviennent très rapidement squameuses. Les *ganglions inguinaux* sont engorgés.

*Poitrine.* — La poitrine est parsemée de papules de lichen planus isolées ou confluentes, qui tendent à former des plaques d'un rouge vif, uniforme, sur lesquelles on voit quelques petites papules plus saillantes. La peau est un peu infiltrée. Il en est de même sur les seins. Là, les bords des placards sont déchiquetés, sinueux, et, entre les festons qu'ils décrivent, on aperçoit quelques petits éléments papuleux isolés. On dirait que la confluence est en train de s'effectuer. Il n'y a pas de desquamation. Sur tout le tronc, rougeur érythémateuse, probablement produite par le grattage dont on voit encore les lésions, et par l'emploi de pommades irritantes.

Sur l'*abdomen*, lésion très nette et très étendue de lichen ruber. En certains points, on aperçoit un pointillé plus rouge, de 3 millimètres environ de diamètre, entouré d'une aréole blanchâtre, pouvant, à un examen superficiel, faire croire à de l'eczéma.

En ce point, le derme est très infiltré, il y a une légère desquamation. A la périphérie de la plaque, on voit de petites papules isolées, très rouges, manifestement enflammées.

Sur certains points du *dos*, la rougeur érythémateuse dont nous avons parlé est très vive. Il y a là une infiltration du derme incontestable.

Les *fesses*, la chute des reins, sont recouvertes d'une immense plaque, d'un rouge excessivement intense, marbrée de quelques intervalles de peau saine, ou simplement érythémateuse. Sur la plaque même, la peau est épaissie, brûlante, absolument sèche. La rougeur disparaît à la pression, en ne laissant qu'une teinte jaunâtre. Sur ses bords, apparaissent de petites papules, brillantes, à facettes, dont la confluence a déterminé la formation du grand placard. Au niveau des marbrures que nous avons signalées plus haut, la rougeur disparaît complètement par la pression. Il s'agit très probablement là d'un simple érythème développé par les irritations médicamenteuses.

La malade ne veut pas entrer à l'hôpital. Elle viendra toutes les semaines se soumettre à notre examen.

*Traitement.* — Liqueur de Fowler, 6 gouttes par jour; glycérolé tartrique au un trentième.

18 mai. Nous revoyons la malade. Sur les bras, la poitrine, l'éruption va beaucoup mieux. Elle a beaucoup pâli, s'est affaissée, est moins prurigineuse. Sur les membres inférieurs, amélioration bien moindre. Les plaques sont encore d'un rouge intense ; de plus, le prurit est très marqué. L'épaississement de la peau augmente beaucoup et la maladie tend à prendre la forme cornée.

1er juin. Il n'y a presque plus de prurit. Les membres supérieurs et le thorax sont guéris. La pigmentation consécutive forme à la place des plaques de véritables marbrures d'un jaune brun, ne déterminant aucun relief.

A la ceinture, sur l'abdomen et sur les cuisses, papules et plaques se sont affaissées, mais l'amélioration est moindre. Les parties malades sont encore rouges, et chaudes à la main.

Sur les jambes, siège de varices nombreuses, surtout la gauche. Les téguments sont très épaissis, comme bosselés. La desquamation est abondante. Début d'ulcère variqueux à chacune des jambes.

### OBSERVATION XXVI.

Lichen planus ayant envahi la presque totalité du corps dans l'espace de huit jours (contenue dans la thèse d'Héguy).

Le nommé L... (Alphonse), âgé de 30 ans, garçon épicier, entre dans le service du Dr Fournier, salle Saint-Louis, n° 37, le 16 mars 1880.

Le malade n'accuse pas d'antécédents héréditaires ni personnels. Pas de syphilis, pas de rhumatisme. Il a deux enfants très bien portants.

Cet homme est d'une constitution vigoureuse et son état général est tout à fait satisfaisant. Il ne se plaint que d'un peu d'oppression précordiale et d'un enrouement consécutif à une bronchite qu'il a gagnée pendant la dernière guerre. On ne trouve rien au cœur ni aux poumons. Pas de dyspepsie. Excès alcooliques fréquents.

Il y a deux mois, sans qu'il fit aucun écart de régime, sans qu'il prit aucun aliment excitant (moules, charcuterie, etc.), sans éprouver de frissons ni de fièvre, il fut pris d'une éruption abondante sur la poitrine et sur le dos; dans l'espace de huit jours, l'éruption était générale au tronc et aux membres, mais tandis qu'elle occupait toute la surface du tronc dans les quarante-huit heures, elle mettait huit jours à envahir la totalité des membres.

L'éruption est aujourd'hui très abondante; elle a une coloration rouge vineux, rouge brun et d'un reflet carmin foncé. Le corps en est couvert comme d'une variole très cohérente dont les pustules seraient rendues violacées par une hémorrhagie intra-pustuleuse.

Les papules existent en petit nombre sur les côtés de la poitrine; elles sont plus larges et plus nombreuses sur la région sternale et offrent une légère desquamation.

Sur le dos, les papules réunies forment des plaques de dimension variable, depuis 3 millimètres jusqu'à 1 et 2 centimètres.

Sur la région lombaire et sacrée, les plaques sont larges, irrégulières sur leurs bords, et desquamant à leur surface.

Sur le ventre, les papules offrent les dimensions d'une lentille et restent isolées les unes des autres.

C'est sur les hypochondres que l'éruption est surtout confluente, et cette confluence est si grande que la peau est pour ainsi dire transformée en une plaque épaisse et rugueuse ; elle est d'ailleurs partout infiltrée et, quand on la soulève entre deux doigts, le pli présente une épaisseur considérable. Les saillies des papules sont très sensibles au doigt ; en les regardant obliquement, on constate qu'elles sont en très grand nombre, petites, vernissées, luisantes, du volume d'un grain de millet, déprimées à leur centre.

Sur les membres supérieurs, l'éruption, médiocrement abondante du côté de la flexion, forme de larges plaques irrégulières recouvertes de petites squames, sur la face postérieure et surtout à la face externe des avant-bras. Sur les épaules, les papules sont moins nombreuses.

La figure, le poignet, n'ont pas été touchés par l'éruption.

La coloration lie de vin pâlit par la pression des doigts. On se croirait en vérité devant un cas de variole cohérente hémorrhagique au sixième jour, quand l'éruption longtemps retardée par l'hémorrhagie se produit sous forme de petites papules fines, serrées, irrégulièrement placées, les unes indépendantes, les autres confluentes et allant bientôt passer à l'état de vésicules très serrées, mais peu développées.

La base des papules n'a cependant pas la rougeur vive des aréoles conjectives des papules varioliques ; et si l'aspect brillant, vitreux, vésiculiforme est bien net par places, dans certains autres points, aux fesses, par exemple, on trouve des papules ternes, épaisses, pleines, qui n'ont plus rien de commun avec la variole.

*Membres inférieurs.* — A la face interne des cuisses, l'éruption ne forme que des taches disséminées de la largeur d'une lentille, la région postérieure est restée presque indemne. Vers le scrotum, à la racine du membre, l'éruption est plus intense. A sa partie inférieure et interne on remarque une large plaque, irrégulière sur les bords, élevée, chagrinée et garnie de squames abondantes ; cette plaque a de haut en bas huit centimètres de diamètre et quatre à cinq centimètres d'avant en arrière ; elle repose sur une tumeur variqueuse que le malade porte depuis six mois.

Aux jambes, les plaques sont très dures, épaisses, d'une coloration ardoisée et brunâtre très accentuée, pâlissant à peine par la pression des doigts. L'éruption est plus confluente sur la partie antéro-externe que sur les autres côtés.

L'éruption sur les pieds est formée de petites papules disséminées, groupées vers la malléole externe et sur la face dorsale du métatarse. On ne trouve rien sur les orteils.

L'éruption n'offre rien de particulier sur le scrotum et sur la verge.

Les ganglions de l'aine ne sont pas douloureux et n'offrent pas d'engorgement.

Traitement :

1° Une cuillerée à soupe de la solution arsenicale par jour (un centigramme d'arséniate de soude) ;

2° Frictions avec la pommade au glycérolé tartrique 20 0/0.

23 mars. Sur quelques points se montrent des papules disposées en îlots déprimés et pigmentés au centre ; en d'autres points on observe une desquamation furfuracée et blanche. En résumé, ce qui frappe le plus, c'est l'aspect papuleux et brillant de l'éruption dont les efflorescences sont tantôt du volume d'un grain de millet et restent isolées ; tantôt elles deviennent confluentes, se réunissent pour former des plaques dures, épaisses, raboteuses et de coloration d'un carmin violacé.

Les papules récentes sont plus rouges que les anciennes, celles-ci deviennent plus foncées, sombres. Les papules sont luisantes t transparentes à tel point qu'on pourrait les prendre pour des vésicules. Elles sont séparées par les plis normaux non hypertrophiés de la peau. Sur certains points, le traitement paraît avoir une action efficace.

25 mars. L'amélioration continue et il ne s'est pas produit de poussées nouvelles de papules.

L'affection paraît limitée dès maintenant aux lésions produites. Les plaques sont moins saillantes et la rougeur moins vive ; elles deviennent plus brunes, carminées. Les plus anciennes sont même noirâtres et pigmentées.

Il n'y a jamais eu de suintement ; il existe au contraire une sécheresse spéciale de la peau. La démangeaison est très supportable ;

les papules écorchées laissent voir la couche de Malpighi rouge, injectée, luisante, comme après une excoriation cutanée banale.

Au niveau du sein, l'aspect grenu de l'éruption est toujours conservé ; il est sensible à l'œil et au doigt ; les papules donnent la sensation de peau de chagrin. Elles sont très vasculaires et, si on vient à les transpercer avec une aiguille, il en sort immédiatement, beaucoup plus de sang que sur une papille normale. Quelques papules ont un aspect purpurique très intense.

Les plaques surélevées, rugueuses, sont brunes et deviennent le siège d'une desquamation assez abondante.

Les saillies papuleuses à un degré plus avancé s'affaissent très rapidement du jour au lendemain.

Dans les plaques formées par la confluence des papules, les papules qui occupent le centre disparaissent les premières et à leur place on trouve une dépression d'une teinte jaune ocre ou vert très remarquable.

Cette dépression pigmentée est entourée par une sorte de bourrelet formé par les papules du bord de la plaque.

Ces taches, du volume d'une lentille, d'un pois ou même plus, étendues, irrégulières, s'envoient les unes aux autres des prolongements qui passent par des points déprimés de la bordure des plaques.

Celles-ci demeurent plus abondantes aux membres que sur le tronc. Sur les lombes, ces plaques jaune ocre, déprimées à leur centre, sont plus larges et ont un reflet verdâtre.

Le 27. Le malade est rappelé chez lui. Depuis qu'il est en traitement il n'a pas eu de poussée nouvelle. Les plaques continuent à prendre une teinte ocreuse et à se déprimer à leur centre.

Le malade n'éprouve aucune démangeaison ; si ce n'est lorsqu'il est dans son lit ou lorsqu'il s'échauffe par l'exercice musculaire.

L'aspect des papules est toujours remarquable par leur transparence, leur éclat vitreux, leur teinte brunâtre.

27 avril. La peau est presque entièrement couverte de taches fortement pigmentées qui donnent à la peau un aspect tigré ; ces taches sont irrégulières de forme et de disposition : les unes sont ponctiformes, les autres sont disposées en corymbes, en segment de cercle s'entrelaçant par leurs prolongements ; cette dernière s'observe surtout sur les flancs et dans les points où l'éruption a été confluente. Mais ce qu'on observe de plus remarquable, ce sont ces plaques acceptant la forme de rosaces : les petites papules qui les remplissaient exactement ont disparu à leur centre, de telle sorte que les papules n'ont persisté que sur les bords qui apparaissent en formant une légère saillie frangée ; le centre de la plaque n'est plus

marqué après la disparition des papules que par une pigmentation jaune brunâtre très accentuée : il est de plus marqué par une dépression d'autant plus manifeste que les bords sont plus saillants. La circonférence formée par les papules qui bordent les plaques est dans un certain nombre d'entre elles d'une régularité irréprochable. Cette forme circinée est d'autant plus remarquable qu'elle ne paraît que dans un des derniers stades de l'éruption. Rien en effet au début ne pouvait faire supposer que l'éruption prendrait cette forme régulière qui prédomine presque partout. Il ne se fait aucune desquamation et il n'existe pas de prurit.

La teinte lie de vin colore les parties malades plus récentes ; dans les points plus anciens on trouve une teinte ocreuse.

La teinte lie de vin qui est purement congestive disparaît par la pression et il ne reste plus que la teinte ocreuse due à la pigmentation.

La plaque squamée qu'on trouve sur la tumeur variqueuse est très dure, très épaisse, et est le siège d'un prurit intense contrairement aux autres parties.

La pigmentation est plus prononcée sur les membres inférieurs, où elle forme de larges taches brunes qui occupent la plus grande partie des jambes.

Pas d'éruption sur les genoux et les coudes ; elle s'arrête brusquement en bracelet au cou et au poignet de façon à laisser la face et les mains tout à fait indemnes.

# CHAPITRE III.

Parvenus à ce point de notre travail, nous devons forcément nous demander si le lichen, qui vient d'être étudié, ressemble absolument au *lichen ruber* décrit par différents auteurs, et notamment par Hebra.

C'est lui, en effet, qui, le premier, a dénommé telle l'affection à laquelle il reconnaît trois périodes: *Une première période*, dans laquelle « l'éruption consiste en papules miliaires rouges, distinctes, qui ne sont pas excoriées et sont recouvertes de squames minces. Elles ne sont pas réunies en groupes, ni disséminées sur toute la surface du corps, mais elles restent, en général, limitées à certaines régions de la peau, et notamment aux jambes ». *Une deuxième période*, « où les plaques infiltrées d'un rouge foncé, résultant de la réunion de nombreuses papules développées les unes près des autres, sont recouvertes de squames peu adhérentes, minces, semblables à du papier grisâtre. Quand on les a enlevées, on voit que les orifices des follicules pileux sont dilatés. Il n'y a pas de suintement, et les plaques ne saignent pas, quand on les gratte légèrement. La présence d'excoriations superficielles annonce que les démangeaisons sont insignifiantes. Dans le voisinage des taches infiltrées, on trouve de nouvelles papules semblables à celles poussées en premier lieu... L'extension de la maladie se produit, non par l'agrandissement des plaques isolées, mais

par leur accroissement en nombre et par l'infiltration de
la peau dont ces changements sont accompagnés ». *Une
troisième période*, « où la peau devient rouge et épaissie, et l'épiderme se divise en une grande quantité de
squames minces, d'un gris jaunâtre, qui se détachent
facilement.... Il y a dégénérescence des ongles ; il survient des rhagades, et les mouvements des articulations sont gênés. L'affection est suivie de symptômes
généraux, de troubles dans la nutrition, d'amaigrisse-
ment et même de marasme. Elle a, en général, une
durée de plusieurs années, et peut se terminer d'une
manière fatale » (1).

Plus tard, Kaposi, le disciple d'Hebra, décrit deux
formes de *lichen ruber*, qu'il appelle l'une « *lichen ruber acuminé* », l'autre « *lichen ruber plan* ». Cette dernière variété ressemble en tous points au lichen planus que nous avons étudié. Quant au lichen acuminé,
de l'aveu même de l'auteur, « c'est la forme primitivement décrite par Hebra (2) » ; seulement, Kaposi
donne les papules primitives, comme étant de forme
« conique », ayant à leur sommet une petite squame
épidermique épaisse. Le lichen ruber plan de Kaposi,
étant l'analogue de notre lichen plan, d'une part ; et, le
lichen ruber acuminé étant la même chose que le lichen ruber d'Hebra, la question se pose donc ainsi : Y
a-t-il un rapprochement possible entre le lichen ruber
acuminé de Kaposi et le lichen plan tel que nous l'a-
vons décrit ? Pour la résoudre, nous allons comparer
entre elles les deux affections.

(1) Hebra. Maladies de la peau, t. I, p. 467 et suiv.
(2) Kaposi. Traduction Besnier-Doyon, p. 529.

Disons-le tout de suite, il y a entre les deux maladies, à la fois des ressemblances et des différences. Dans l'une et l'autre, nous trouvons au début, des papules rouges, grosses comme une tête d'épingle, limitées à certaines régions et recouvertes à leur sommet d'une petite squame. Ce dernier caractère, qui fait défaut dans le lichen plan à début et à marche chroniques, s'observent dans les lichens qui débutent brusquement et se généralisent vite. C'est ainsi que, chez la malade de l'observation XXV, nous trouvons qu'au niveau du bras droit, « sur certaines papules isolées, situées à la partie interne du bras, et rangées linéairement, on voit à la partie centrale de la papule, une petite squame blanche, très fine, surtout apparente, lorsque deux ou trois petites papules se réunissent ».

Plus tard, qu'il s'agisse du lichen ruber acuminé ou du lichen plan, on voit ces papules former par confluence des plaques rouges, recouvertes de squames minces, grisâtres, peu adhérentes, masquant les orifices folliculaires dilatés. Jamais on n'observe de suintement. La plaque repose sur un derme d'autant plus infiltré que l'agglomération des éléments primitifs est plus étendue. Autour des plaques, on retrouve les éléments primitifs isolés, avec leurs caractères propres.

Voilà quelles sont les ressemblables. Voici maintenant les différences. Kaposi parle de papules « coniques ». C'est là, véritablement l'opposé des papules du lichen plan qui sont, au contraire, « aplaties et en facette ». En outre, nous avons vu que, dans le lichen plan, les troubles généraux et les troubles viscéraux étaient d'ordinaire peu marqués. Tout au plus avons-nous noté quelques symptômes morbides du côté de l'appareil digestif : dyspepsie, gastralgie., etc, ou du système nerveux : insomnie, migraine, etc. Dans le lichen ruber acuminé, nous assistons à un tout autre tableau. Au bout de quelques mois, et de quelques années, quand toute la peau, de la tête aux pieds, est devenue rouge et desquame abondamment, on voit survenir de nouveaux troubles. Les ongles deviennent épais, cassants, opaques, dégénèrent. Les cheveux, et plus tard, tous les poils du corps, tombent. Des rhagades se forment. Les mouvements articulaires sont gênés, douloureux. Le malade maigrit, se plaint de frissons, tombe dans le marasme, et finit par mourir d'épuisement.

Donc, ressemblance frappante d'une part, différence considérable de l'autre ; voilà ce que nous sommes en droit de constater. Mais quelle conclusion allons-nous en tirer ? Doit-on séparer absolument ces deux affections, ou, au contraire, le lichen ruber acuminé et le lichen plan ne sont-ils qu'une seule et même maladie, dont le lichen plan représente la forme *bénigne*, la seule observée en France, et dont le lichen acuminé constitue la forme *grave*, observée à l'étranger, et en particulier, à Vienne. Cette dernière opinion, émise par Erasmus Wilson (1), semble avoir été approuvée par MM. Besnier et Doyon, dans une note ajoutée à la traduction de Kaposi (2). Erasmus Wilson, en effet, après avoir admis l'analogie entre le lichen planus, tel qu'il l'a décrit, et le lichen ruber d'Hebra, pense que « la maladie s'enracine plus pro-

_____

(1) Erasmus Wilson. Traité des maladies de la peau, p. 193.
(2) Kaposi. Loc. cit.

fondément dans la constitution en Autriche qu'en Angleterre. » Chez nous, dit-il, c'est une maladie brusque, mais opiniâtre, et ne cédant qu'en dernier lieu au traitement. Elle ne produit jamais l'émaciation et le marasme, etc.... ». On ne saurait nier l'importance de cette opinion émise par l'illustre médecin qui, le premier, a décrit le lichen plan.

De même, nous sommes heureux d'avoir à citer ici MM. Besnier et Doyon, qui déclarent le lichen ruber acuminé une maladie très rare à Paris et « s'associent aux réflexions faites par Erasmus Wilson. »

Mais, en admettant qu'il n'en est point ainsi, qu'est-ce donc que le lichen acuminé?

M. le D<sup>r</sup> Vidal (1) se demande si, dans certains cas graves, le savant dermatologiste de Vienne n'a pas confondu entre elles les deux affections : lichen ruber et *dermatite exfoliatrice*. Cette dernière maladie a fait l'objet de la thèse inaugurale de notre excellent collègue et ami M. le D<sup>r</sup> Brocq. Dans ce travail remarquable, l'auteur pose la question d'identité entre le lichen ruber acuminé de Kaposi, et le *pityriasis pilaris*, mais il ne la résout pas.

Voici, sommairement, en quoi consiste cette dernière affection, très bien étudiée par Richaud (2). Elle débute par de larges plaques rouges ou rosées, disparaissant à la pression du doigt, rugueuses par-dessus les squames, lisses au-dessous, formant un relief peu marqué ; plus ou moins confluentes, et recouvertes de squames. — Ces squames, peu adhérentes, surtout

(1) Tribune médicale, 25 juillet 1880.
(2) Richaud. Thèse de Paris, 1877.

abondantes au niveau du tronc et du cou, prennent des caractères particuliers sur les mains et sur les pieds, et constituent en ces points de larges lambeaux épidermiques. Au-dessous des plaques, le derme n'est pas épaissi. En même temps, on constate, de préférence sur les première et deuxième phalanges des doigts, de nombreuses éminences épidermiques, siégeant autour des poils, qui tantôt traversent le sommet du cône, tantôt sont contenues dans son intérieur. — Les ongles sont épaissis, à convexité exagérée, et à leur surface, on note des gouttières transversales ou des stries longitudinales. Les poils sont parfois tombés, ou deviennent durs et cassants. Les symptômes généraux sont à peu près nuls. Il y a parfois des démangeaisons et de la sensibilité de l'ongle.

Ainsi constitué, le pityriasis pilaris ressemble en partie au lichen ruber acuminé, et en partie diffère de lui. Aussi, comprenons-nous fort bien que la question d'analogie entre les deux affections ait été soulevée. Toutefois, nous croyons que les différences l'emportent sur les ressemblances. Dans les deux maladies, nous trouvons, comme le dit Richaud, « des squames reposant sur un derme rouge, de l'augmentation d'épaisseur de la peau de la paume de la main et de la plante des pieds, de l'hypertrophie des ongles. Mais, il y a aussi des caractères très importants qu'on note dans l'une des affections, et qui n'existent pas dans l'autre. De ce nombre l'épaississement de la peau, le début par de petites papules spéciales, les symptômes généraux graves, qui n'existent que dans le lichen ruber acuminé; les éminences épidermiques, qu'on ne trouve que dans le pityriasis pilaris.

Mais, nous objectera-t-on peut-être, « pourquoi les saillies coniques du lichen acuminé ne correspondraient-elles point aux cônes épidermiques du pityriasis pilaris ? » Certes, si le fait était prouvé, nous croyons qu'il serait bien difficile de nier l'identité des deux maladies. Mais, il n'en est encore rien, et, au premier abord, il semble peu probable qu'on puisse regarder comme analogues de simples papules coniques, et les éminences épidermiques, étudiées avec tant de soin par Richaud, et qui tantôt sont traversées par un poil, tantôt le contiennent dans leur épaisseur.

En résumé, actuellement, nous pensons qu'il est impossible de se prononcer d'une façon absolue sur la nature du lichen ruber acuminé. Peut-être constitue-t-il une forme grave de lichen planus ? Peut-être, au contraire, s'agit-il de deux affections absolument distinctes ?

L'analyse des observations publiées à Vienne, en éclairant la question d'un nouveau jour, permettra seule de la résoudre.

# CHAPITRE IV.

## ANATOMIE PATHOLOGIQUE.

Hébra, Kaposi, Neumann (1), Balzer ont décrit l'anatomie pathologique du lichen plan. Plus récemment, MM. Vidal et Leloir, dans une communication faite à la Société de biologie (2), ont étudié pour la première fois l'anatomie pathologique du lichen plan corné. Ce chapitre de notre travail sera un résumé de ce qui a été écrit par ces derniers auteurs.

A. Dans le lichen plan simple, toutes les parties constitutives du tégument externe sont affectées.

La *couche cornée*, ainsi que l'a montré Neumann, est épaissie ; les cellules épidermiques sont entassées, granuleuses.

La *couche granuleuse* est riche en éléidine (Vidal et Leloir.)

La *couche de Malpighi* forme des prolongements, parfois ramifiés, dans l'intervalle des papilles. On y trouve, d'après Balzer, des cellules ayant subi la dégénérescence granuleuse ou colloïde, dépourvues de noyau. Certaines, d'après Vidal et Leloir, ont subi l'atrophie du noyau par dilatation des nucléoles, décrite par Ranvier.

---

(1) Maladies de la peau. Paris, 1880.
(2) Vidal et Leloir. Compte rendu de la Soc. de biol., 28 avril 1883.

Là couche *des cellules perpendiculaires* est intacte.

Les lésions du *follicule* sont très importantes à connaître, et elles ont été signalées par tous les auteurs. Elles consistent essentiellement en une folliculite. Tout d'abord, il y a hyperplasie des cellules de la gaine radiculaire externe. Cette prolifération débute par la base même du follicule. Elle distend cette base et donne lieu à la formation de plusieurs diverticules ou prolongements. Le follicule prend l'aspect d'une « véritable glande acineuse » (Neumann). L'hyperplasie épidermique progresse de bas en haut, en dilatant parallèlement le follicule qui finit par être transformé, suivant l'expression de Kaposi, « en un véritable entonnoir dont la pointe regarde en bas, et qui semble composé de plusieurs cônes creux unis lâchement entre eux. » C'est alors qu'apparaissent les godets épidermiques, à l'orifice des follicules et l'abondante prolifération épidermique qui aboutit à la formation d'écailles. Le poil, parfois retiré au milieu, est le plus souvent absent; sa racine coupée à la base, est ramollie « en pinceau » (Neumann).

Les *papilles* sont hypertrophiées, infiltrées de cellules qui, suivant Balzer, sont ou colloïdes ou granuleuses. Kaposi dit que le corps papillaire, au point d'ombilication de la papule, est atrophié, mais pour Biesadecki « le point d'ombilication correspond à l'insertion du muscle redresseur du poil, lequel se trouve dans un état de tétanos persistant.».

La *moitié superficielle du derme* est infiltrée de cellules embryonnaires, arrondies ou furiformes, à contours nets, assez nombreuses et assez compactes, pour produire l'atrophie des faisceaux conjonctifs, parfois

même pour les détruire complètement. Elles s'insi-
nuent jusque dans la profondeur du derme, en suivant
le canal excréteur des glandes sudoripares, et arrivent
ainsi jusqu'aux glomérules. Balzer, le premier, a décrit avec soin les altérations du glomérule entouré
par des cellules semblables, qui compriment, rétrécis-
sent, oblitèrent le canal excréteur, et dont la paroi
propre est épaissie. L'épithélium est devenu cubique
à noyaux apparents.

Le long des *vaisseaux*, on retrouve les mêmes éléments embryonnaires, disposés tout autour. Par suite,
l'espace interfasciculaire est distendu ; le vaisseau lui-
même comprimé. Comme conséquence, on observe les
dégénérescences colloïdes et granuleuses dont nous
avons parlé.

Neumann pense que les *glandes sébacées* doivent
être détruites.

B. Dans les cas de *lichen plan corné*, la couche de ce
nom est quadruplée, parfois décuplée d'épaisseur. Elle
est formée de deux zones : l'une, occupant environ le
tiers supérieur, est à un état complet de kératinisa-
tion ; l'autre, comprenant les deux tiers inférieurs,
est riche en éléidine diffusée. Elle renferme une grande
quantité de cellules vivaces.

La *couche granuleuse* est « constituée par quatre à
six plans de cellules au niveau des invaginations de
l'épiderme dans le derme ; et, au contraire, amincie et formée uniquement par une ou deux rangées
de cellules au niveau des régions épidermiques corres-
pondant au sommet des papilles du derme. Elle est
fortement chargée d'éléidine (1). »

(1) Vidal et Leloir. Loc. cit.

Le *corps muqueux* est hypertrophié et envoie dans le derme de gros prolongements interpapillaires. Certaines cellules sont granuleuses.

La couche *des cellules perpendiculaires* est intacte.

Les *papilles* sont hypertrophiées, leurs vaisseaux sont dilatés.

Il n'existe plus trace de *follicule* pileux : les *glandes sébacées* ont presque complètement disparu. Les *glandes sudoripares* sont souvent en voie d'atrophie et de dégénérescence granulo-graisseuse avancée.

En somme, ce sont les lésions observées dans le lichen plan simple, poussées à un plus haut degré.

# CHAPITRE V.

## DIAGNOSTIC.

Ici, comme dans la plupart des affections, le diagnostic est tantôt très facile, tantôt extrêmement difficile.

Il est des cas, à coup sûr, où l'erreur n'est pas possible. La couleur rougeâtre, l'aplatissement, le *brillant*, la forme polygonale, l'ombilication des papules,
qui, peu à peu, se réunissent pour former les plaques
que nous avons étudiées plus haut; en un mot, les caractères typiques de l'éruption sont si marqués que le
lichen planus ne saurait être pris pour une autre maladie. C'est certainement à ces cas que Tilbury Fox
fait allusion lorsqu'il dit, qu'il est « difficile de com-
prendre comment l'éruption pourrait être confondue
avec une autre affection (1). » Mais, il faudrait se gar-
der de croire qu'il en est toujours ainsi.

Dans des circonstances opposées, en effet, soit parce
que certaines particularités des papules font défaut,
soit parce qu'on est en présence d'une dermatose qui
offre, avec le lichen plan, une certaine analogie sym-
tomatique, on hésite. C'est ainsi qu'on peut avoir à
diagnostiquer la maladie d'avec le lichen scrofulosorum, le psoriasis, la verrue plate, le prurigo chronique

(1) Tilbury Fox.

d'Hébra, l'eczéma, le pityriasis rubra, et enfin, et surtout certaines éruptions syphilitiques. C'est surtout
à la période d'état de l'affection, qu'on a à faire le diagnostic différentiel. Au début, en effet, les malades ne
se soumettent guère à l'examen du médecin. Plus tard,
il en est de même. Cependant, nous verrons quelles
réserves importantes nous devons faire en ce qui concerne la pigmentation.

Le diagnostic avec le *psoriasis* sera possible d'après
les signes suivants. Le psoriasis débute généralement
par les coudes ou les genoux. Il siège de préférence sur
les surfaces d'extension des membres. Ses papules, de
forme arrondie (punctata, guttata, nummulaire) sont
d'ordinaire larges, de couleur terne, analogue à une
goutte de bougie. Elles augmentent de volume par leur
périphérie. Les squames sont luisantes, argentées,
donnent par le coup d'ongle la strie « micacée, » caractéristique de l'affection. Epaisses, lamelleuses,
elles adhèrent fortement à la peau, et recouvrent un
derme un peu sanguinolent. La peau semble épaissie,
mais elle ne l'est pas. Cet épaississement apparent tient
à l'accumulation considérable des squames. Toutefois,
disons-le, ce dernier caractère a peu de valeur, car les
squames du lichen s'accroissent en raison directe de
l'ancienneté de la lésion. Cette dernière maladie débute
le plus souvent, nous l'avons vu, par l'avant-bras, la
ceinture, la partie supérieure des cuisses. Elle nous a
paru siéger de préférence dans le sens de la flexion des
membres. Les papules, rosées ou rougeâtres, polygonales, de dimensions minimes, ne subissent pas d'accroissement périphérique. Les squames, minces, grisâtres, pulvérulentes, recouvrent un derme intact. Le

plus souvent, au-dessous d'elles, on trouve les follicules pileux dilatés, vides ou remplis de petits cônes épidermiques. Enfin, la peau est plus ou moins épaissie.

On le voit, les signes distinctifs ne manquent pas. Malheureusement, ainsi que nous le faisait si judicieusement observer M. le professeur Fournier, ils n'existent guère que dans les *psoriasis* en pleine évolution morbide, *adultes*. Aussi il faut bien le dire, c'est dans le cas de psoriasis *jeune* que le diagnostic sera véritablement délicat. Très souvent, il restera en suspens, et le clinicien, s'il ne veut s'exposer à commettre des erreurs, devra savoir attendre, avant de se prononcer.

Le « *lichen scrofulosorum* » est une maladie du jeune âge, essentiellement caractérisée par des papules d'un rouge pâle, qui siègent surtout au tronc, se disposent en groupes ou corymbes. Il n'y a pas de prurit. Les sujets atteints sont des scrofuleux, ayant eu ou présentant au moment même des manifestations strumeuses (adénopathies, cicatrices adénopathiques, etc.). Un traitement tonique, l'huile de foie de morue, réussissent très bien. Il est aisé de voir quelles différences existent entre cette affection et le lichen plan, qui siège aussi bien sur les membres que sur le tronc, est souvent très prurigineux, se montre chez des gens arthritiques ou nerveux, et ne cède pas à l'usage d'une médication simplement tonique. Nous ne ferons que mentionner le diagnostic différentiel avec la « *verrue plate.* » Il est bon toutefois d'y songer pour éviter de commettre une erreur.

Le « *prurigo d'Hébra*, » strophulus pruriginosus, date des premières années de la vie. Il est constitué

par une éruption semée au hasard, sans aucun ordre
sur tous les points du corps, formée de saillies arrondies, qui jamais ne desquament, jamais ne forment de
véritables groupes. Le prurit, dans cette affection, est
si intense que presque toujours les papules sont excoriées à leur sommet et recouvertes de légères croûtelles
sanguinolentes, dont la présence a une grande valeur
diagnostique. La peau est ordinairement sèche, ridée.
L'éruption occupe surtout le sens de l'extension. Le
diagnostic dans le lichen plan sera donc possible, sinon facile.

Il en est de même pour « l'*eczéma* ». L'existence de
vésicules, de suintement, de croûtes, d'une part; l'absence de tous ces symptômes et la forme exclusivement
papuleuse de la maladie, d'autre part, ne permettent
guère l'erreur, sauf dans certains cas d'eczémas anciens, d'eczémas secs, qui se traduisent simplement
par de la rougeur du derme et de la desquamation.
Mais, même dans ces cas, le caractère uniforme de la
rougeur, l'absence de véritables papules et, enfin, les
antécédents laisseront des doutes.

Dans le « *pityriasis rubra* » nous trouvons une coloration rouge foncée de la peau, une desquamation
abondante. S'il y a un diagnostic différentiel à faire,
ce sera avec la « forme aiguë » du lichen plan. On se
basera surtout sur deux points : l'absence de papules,
l'état de la peau. Jamais le pityriasis rubra, avant d'a-
voir atteint ce degré de rougeur diffuse qui lui est ha-
bituel ne présente de véritables papules. De plus, la
peau est souple, mobile sur les parties sous-jacentes.
Elle n'est pas infiltrée; au contraire, elle est amincie
et comme atrophiée (Kaposi).

Mais, ce qu'il faut, avant tout, éviter de confondre avec le lichen plan, c'est la syphilis. Or, disons-le bien haut, l'erreur est souvent commise. Notre excellent maître, M. le professeur Fournier, dans une leçon clinique faite à l'hôpital Saint-Louis (1), l'a justement fait remarquer : « Les six derniers cas, dit-il, que j'ai eu à examiner dans ma clientèle, m'ont été adressés comme des cas syphilitiques. » Depuis (communication orale), il a pu être témoin de nouveaux faits de ce genre. M. le Dr Besnier nous a récemment fait l'honneur de nous raconter l'histoire d'une malade de son service, chez laquelle semblable erreur de diagnostic avait été commise. Nous tenons à insister sur ce fait, car il importe de ne pas exposer les malades aux conséquences regrettables d'une pareille faute. Selon nous, l'erreur est possible dans deux cas très différents : 1° à la période d'état de la maladie; 2° à l'époque de pigmentation.

A la « période d'état, » on pourrait confondre avec la « syphilide papuleuse, » et Tilbury Fox (2) en rapporte un cas très remarquable. Nous emprunterons à la leçon clinique de notre excellent maître, les principaux éléments du diagnostic.

Les papules syphilitiques ont certains sièges de prédilection : face, pieds, mains. De forme arrondie, souvent polymorphes, elles sont de coloration cuivrée ou jambon. L'ombilication, le quadrillé en mosaïques n'existent point ici. Il n'y a pas de prurit. Enfin, on relève, soit dans les antécédents du malade, soit dans

---

(1) Semaine médicale, 1er juin 1882.
(2) The Lancet, 22 juillet 1876, p. 113.

son état actuel, dés manifestations spécifiques diverses.

Les papules du lichen plan respectent, en général, les sièges de prédilection de la papule syphilitique. Polygonales, brillantes, cireuses, elles sont souvent ombiliquées. Le prurit est fréquent, sinon constant. Le malade est le plus souvent arthritique ou nerveux. En cas de doute, le traitement servira de critérium.

La difficulté pourra être plus grande encore s'il s'agit de la forme circinée de la syphilide papuleuse. Le lichen, en effet, peut affecter la disposition en cercle, en demi-cercle, etc. Dans ces cas, le diagnostic sera fait d'après la constatation en tel ou tel point du corps d'une papule syphilitique ou d'une papule de lichen plan, offrant les caractères que nous avons indiqués. Mais, du reste, il faut bien savoir que les deux affections peuvent coïncider. Heguy, dans sa thèse, en rapporte une très belle observation recueillie par le D^r Barthélemy dans le service de M. le professeur Fournier.

Plus tard, quand le lichen est guéri, que les papules et les plaques se sont affaissées, et que les taches pigmentaires persistent seules, on peut encore commettre des erreurs. La « syphilide pigmentaire » sera généralement reconnue, car, vingt-neuf fois sur trente, elle siège au cou, et figure là une sorte de « dentelle » à larges mailles (1). Mais on pourrait confondre avec la pigmentation noirâtre très prononcée dont s'imprègnent très souvent à leur période terminale les manifestations de la vérole. Il est bon d'être prévenu de ce

(1) Fournier. De la syphilis chez la femme, 1881, p. 329.

fait, et il faut savoir qu'il n'y a pas que le lichen plan qui est mélasmique. Chez la malade dont M. le D<sup>r</sup> Besnier a bien voulu nous raconter l'histoire, c'est au moment où la pigmentation seule persistait, que le diagnostic de syphilis avait été porté. Il faut donc que le praticien se pénètre absolument de cette idée, que la pigmentation est pour ainsi dire fatale, à la suite du lichen plan. La connaissance de ce fait permettra, seule, au médecin, d'éviter toute erreur. Le diagnostic sera aidé par la recherche des commémoratifs et l'absence, chez les malades, de tout antécédent spécifique.

Enfin, disons-le en terminant, il est des cas où le diagnostic entre la syphilis et le lichen plan reste en suspens, et ne peut être fait que d'après les résultats d'une thérapeutique appropriée. Voici un exemple à l'appui de ce que nous avançons. Nous avons vu au mois de juillet de cette année, dans le service de M. le D<sup>r</sup> Besnier, une malade de 35 ans, qui portait sur les bras, les cuisses et au niveau de la région sacrée une éruption dont voici les principaux caractères : elle était formée de papules assez saillantes généralement disposées en arc de cercle, de coloration rougeâtre, presque jambon. A côté d'elle, et à un examen minutieux avec l'aide de la loupe, on voyait quelques petits éléments, aplatis, un peu luisants, excessivement rares. Bien que la malade n'accusât pas de démangeaisons, des lésoins de grattage témoignaient de l'existence du prurit. L'éruption remontait à un an. La malade niait tout antécédent spécifique : elle ne s'était pas soignée. Dans ces conditions, les résultats du traitement pouvaient seuls éclairer le diagnostic. On a souvent mis la malade à la médication spécifique (sirop de Gibert) (1).

*Pronostic.* — La guérison étant la terminaison habituelle de la maladie, le pronostic ne saurait être grave. Cependant, nous avons hâte d'ajouter qu'il doit être considéré comme sérieux. On conçoit, en effet, que l'affection survenant chez des individus ordinairement nerveux, s'accompagnant d'un prurit parfois excessif et d'insomnie, puisse, dans certains cas, altérer profondément l'organisme. D'un autre côté, il ne faut pas oublier que le lichen plan est une maladie qui peut durer des mois et des années. Le traitement qu'on lui oppose, doit être suivi pendant longtemps, et parfois même il est inefficace (lichen corné).

(1) Au moment ou nous écrivons ces lignes, trois mois se sont écoulés depuis le jour où nous avons vu cette malade. Elle n'est plus revenue à l'hôpital, et il a été par cela même impossible de constater quel a été le résultat du traitement.

# CHAPITRE VI.

## TRAITEMENT.

Le traitement de la maladie est à la fois *général* et *local*.

A. *Traitement général*. — Il a pour base l'arsenic. Ce médicament a été beaucoup employé de tout temps contre le lichen planus. Hebra, Kaposi, Neumann, Wilson, en vantent les heureux effets. A l'hôpital Saint-Louis, M. le professeur Fournier et M. le D$^r$ Besnier lui accordent une supériorité incontestable sur toute autre médication. Mais, son efficacité, pour être réelle, exige deux conditions. Il faut : 1° le donner à hautes doses ; 2° en continuer longtemps l'usage. Il faut, en augmentant progressivement, faire prendre aux malalades jusqu'à 50, 60 gouttes de liqueur de Fowler, ou 2, 3, 4 centigrammes d'arséniate de soude par jour. Sans cela, on risque de n'avoir aucun résultat. Enfin, il est parfois nécessaire de suivre ce mode de traite-ment pendant des mois.

Certains sujets ont de violents maux d'estomac et ne tolèrent pas l'arsenic. On pourrait alors songer à l'administrer par la méthode hypodermique. C'est ce qui a été fait par Köbner. Ce médecin distingué prétend avoir réussi, là où le traitement interne avait tout d'abord échoué. Les injections sous-cutanées auraient pour effet de supprimer rapidement le prurit et de produire l'affaissement des plaques.

Mais, même chez des malades qui n'ont pas d'intolérance stomacale, et qui prennent des doses considérables d'arsenic, on ne réussit pas toujours. M. le D<sup>r</sup> Lailler a pu donner jusqu'à 80 gouttes de liqueur de Fowler sans produire aucune modification appréciable de l'éruption. M. le D<sup>r</sup> Vidal a complètement renoncé pour les mêmes raisons à l'emploi de l'arsenic. Par contre, il attache une importance capitale au *traitement local*. Il emploie ici le *glycérolé tartrique* ou au 1/20 ou au 1/30 et obtient par ce moyen de nombreux succès thérapeutiques. S'il s'agit de *lichen corné*, on commence par *décaper* les vieux placards avec du savon noir ; après quoi on frotte avec le glycérolé. M. le D<sup>r</sup> Lallier s'est servi en certains cas de teinture d'iode, On peut aussi remplacer la pommade à l'acide pyrogallique. C'est à elle que M. le D<sup>r</sup> Besnier accorde la préférence.

*Indications particulières.* — Elles sont tirées de la constitution des sujets et de la violence de certains symptômes. On soumettra les *strumeux* à un régime tonique ; on donnera des *alcalins* aux *dyspeptiques*. Le *prurit* sera combattu par les lotions de sublimé, d'acide salicylique, les bains d'amidon vinaigrés. L'*insomnie* produite le plus souvent par les démangeaisons sera justiciable des mêmes moyens thérapeutiques.

En résumé, on voit d'après ce qui précède, qu'au point de vue du traitement l'école de Saint-Louis est divisée en deux camps : les uns donnant la priorité au traitement général par l'arsenic sur le traitement

(1) Berliner Klinik, 1880, p. 724.

local ; les autres professant une opinion absolument contraire. Nous n'avons pas par devers nous un nombre d'observations personnelles suffisant pour discuter ces deux manières de voir : nous tenions seulement à les exposer.

# CONCLUSIONS.

Arrivé au terme de notre travail, nous nous croyons autorisé à poser les conclusions suivantes :

1o Au point de vue *historique*, c'est Erasmus Wilson qui a, le premier, décrit le lichen planus tel qu'on l'observe en Angleterre et tel que nous l'observons en France ;

2° Au point de vue *étiologique*, le lichen plan est une affection de l'âge adulte surtout fréquente chez l'homme. L'arthritisme, les troubles du système nerveux ont une influence incontestable sur le développement de la maladie ;

3° *Cliniquement*, l'affection peut revêtir trois modalités distinctes que nous désignons sous les noms de lichen plan *chronique*, lichen plan *corné*, lichen plan *aigu*. Cette division est basée sur l'intensité variable de certains symptômes, la rapidité plus ou moins grande de leur évolution, etc., etc., mais dans les trois formes on retrouve toujours la même lésion élémentaire. Elle est constituée par des « papules » d'un caractère nettement défini, se multipliant et se groupant de manière à constituer des « plaques » d'un aspect tout spécial. La maladie demeure *stationnaire* ou guérit. La *guérison* est suivie, au siège même de l'éuption, d'une *pigmentation* particulière, qu'il importe de bien connaître pour éviter des erreurs de *diagnostic*.

4° En ce qui concerne l'analogie à établir entre le lichen planus et le *lichen ruber* d'Hébra, nous pensons que ce sont là deux modalités cliniques d'une seule et même maladie, dont le *lichen plan* représente la forme bénigne, la seule observée en France, et dont le *lichen ruber* constitue la forme *grave* observée à l'étranger, et, en particulier, à Vienne.

5° Au point de vue du *diagnostic*, plusieurs dermatoses peuvent être confondues avec le lichen planus. Le diagnostic le plus délicat est celui qui consiste à différencier le lichen planus d'avec certaines éruptions syphilitiques ; l'erreur, malheureusement, est souvent commise, et, dans certains cas, c'est l'efficacité ou la non-efficacité du traitement spécifique qui permettra seule de trancher la difficulté.

En ce qui concerne le traitement, on nous permettra de ne formuler aucune règle précise.

# INDEX BIBLIOGRAPHIQUE.


E. Wilson. — Maladies de la peau. Londres, 1867.

Hebra. — Maladies de la peau. Trad. Doyon. Paris, 1869.

T. C. Fox. — Maladies de la peau, 1873.

T. Fox. — Lichen planus simulant une syphilide papuleuse. The Lancet, 1876.

Richaud. — Thèse de Paris, 1877.

T. C. Fox. — Note sur l'origine nerveuse du lichen plan. British méd. Journ., 23 août 1879.

Neumann. — Mal. de la peau. Trad. G. et E. Darin. Paris, 1880.

Köbner. — Guérison rapide du lichen ruber exsudatif par les injections d'arsenic. Klinik Berlin, 1880.

E. Vidal. — Du lichen planus. Gaz. des hôpitaux, 29 août 1878.

— Du lichen planus et ruber, Tribune médicale, 25 juillet 1880.

Heguy. — Thèse de Paris, 1880.

Neumann. — Ein fall von Lichen ruber. Anzeiger d. Ges. d. Aerste. Wien, n. 26, 1881.

Bulkley. — Observ. de Lichen du pénis. Arch. of derm., 1881.

Kaposi. — Mal. de la peau. Trad. Besnier-Doyon. Paris, 1881.

A. Fournier. — Leçon clinique sur le Lichen plan, professée à l'hôpital Saint-Louis. Semaine médicale, 1er juin 1882.

Crocker. — On affections on the mucous membranes in Lichen ruber vel planus. (Monatsch. prakt. derm., n. 6, 1882.

Brocq. — Thèse de Paris, 1882.

Duhring. — Mal. de la peau. Trad. Barthélemy. Paris, 1883.

Vidal et Leloir. — Recherches anatomiques sur le Lichen plan. Société de biologie, 12 mai 1883.

Lemonie. — Ann. de dermatologie, juillet 1883. Note sur une variété de Lichen plan.

E. Chambard. — Lichen hypertrophique et nigritie. Ann. de dermatol. 25 septembre 1883.



Paris. — A. Parent, imp. de la Fac. de médec., A. Davy, successeur,
52, rue Madame et rue M.-le-Prince, 14.

www.ingramcontent.com/pod-product-compliance
Ingram Content Group UK Ltd.
Pitfield, Milton Keynes, MK11 3LW, UK
UKHW022319070726
13614UKWH00002B/836

9 782019 283179